Perumal Ponraj

Antioxidantes à base de plantas na reprodução de pequenos ruminantes

AF377441

Perumal Ponraj

Antioxidantes à base de plantas na reprodução de pequenos ruminantes

Efeito benéfico dos antioxidantes à base de plantas na reprodução de pequenos ruminantes

ScienciaScripts

Imprint
Any brand names and product names mentioned in this book are subject to trademark, brand or patent protection and are trademarks or registered trademarks of their respective holders. The use of brand names, product names, common names, trade names, product descriptions etc. even without a particular marking in this work is in no way to be construed to mean that such names may be regarded as unrestricted in respect of trademark and brand protection legislation and could thus be used by anyone.

Cover image: www.ingimage.com

This book is a translation from the original published under ISBN 978-620-7-65305-8.

Publisher:
Sciencia Scripts
is a trademark of
Dodo Books Indian Ocean Ltd. and OmniScriptum S.R.L publishing group

120 High Road, East Finchley, London, N2 9ED, United Kingdom
Str. Armeneasca 28/1, office 1, Chisinau MD-2012, Republic of Moldova, Europe
Printed at: see last page
ISBN: 978-620-7-74533-3

Copyright © Perumal Ponraj
Copyright © 2024 Dodo Books Indian Ocean Ltd. and OmniScriptum S.R.L publishing group

Antioxidantes à base de plantas na reprodução de pequenos ruminantes

Efeito benéfico dos antioxidantes à base de plantas na reprodução de pequenos ruminantes

Perumal Ponraj

Dedicado
Para
Meus queridos pais e professores

PREFÁCIO

A procura crescente de informações sobre a melhoria da qualidade do sémen de pequenos ruminantes é crucial por várias razões. Em primeiro lugar, permite a utilização efectiva de germoplasma superior, o que é essencial para o avanço da qualidade genética do gado. A melhoria da qualidade do sémen tem um impacto direto na eficiência da produção de leite e de carne, o que a torna um fator significativo na economia agrícola e na cadeia de abastecimento alimentar.

A inseminação artificial (IA) destaca-se como uma técnica fundamental no melhoramento genético do gado. Ao permitir a reprodução selectiva de animais com características desejáveis, a IA ajuda a produzir descendentes com maior produtividade, resistência a doenças e melhor desempenho geral. Esta técnica é amplamente adoptada na indústria pecuária devido ao seu potencial para disseminar rapidamente material genético superior em grandes populações.

No entanto, manter um sémen de alta qualidade é um desafio devido a vários factores, sendo o stress oxidativo um dos principais contribuintes. O stress oxidativo leva à produção de espécies reactivas de oxigénio (ROS), que podem danificar as células espermáticas e deteriorar a qualidade do sémen. Esta deterioração é particularmente problemática nas espécies caprina (cabras) e ovina (ovelhas), onde a má qualidade do sémen se correlaciona com taxas de fertilidade reduzidas. A gestão eficaz do stress oxidativo é, portanto, essencial para garantir a viabilidade e a fertilidade do sémen utilizado na inseminação artificial.

Os antioxidantes químicos têm sido utilizados para combater o stress oxidativo, mas a sua utilização tem inconvenientes significativos. Estas substâncias, embora ofereçam alguns benefícios de proteção, podem alterar a osmolaridade do diluente. Os desequilíbrios de osmolaridade podem afetar negativamente a motilidade e a viabilidade dos espermatozóides. Além disso, os antioxidantes químicos podem causar danos tanto aos espermatozóides quanto ao sistema reprodutivo feminino durante a IA, levando a consequências indesejadas que podem prejudicar os resultados da fertilidade.

Em contrapartida, os antioxidantes e aditivos à base de plantas constituem uma alternativa promissora. Estas substâncias naturais não perturbam a osmolaridade e têm demonstrado proteger a qualidade do sémen sem os efeitos adversos associados aos antioxidantes químicos. Os antioxidantes à base de plantas podem manter e até melhorar os parâmetros de qualidade do sémen, apoiando assim taxas de fertilidade mais elevadas em pequenos ruminantes. A sua origem natural e a sua compatibilidade com os sistemas biológicos tornam-nos uma opção mais segura e mais eficaz para melhorar a qualidade do sémen e os perfis de fertilidade.

Este livro constitui um recurso abrangente para profissionais envolvidos em vários aspectos da criação de gado e do processamento de sémen. Os cientistas que trabalham em laboratórios de andrologia ou de processamento de sémen encontrarão informações valiosas sobre as mais recentes investigações e técnicas para melhorar a qualidade do sémen. Os criadores de animais e os produtores de leite podem aproveitar as informações para otimizar os programas de criação e melhorar os resultados da produção. Além disso, os bancos comerciais de sémen congelado e as empresas que fabricam extensores e conservantes beneficiarão da compreensão das vantagens dos antioxidantes à base de plantas, permitindo-lhes oferecer melhores produtos e serviços aos seus clientes.

De um modo geral, este livro visa colmatar a lacuna de conhecimentos e fornecer soluções práticas para melhorar a qualidade do sémen em pequenos ruminantes, contribuindo assim para o avanço da genética animal e da eficiência da produção.

P. Perumal

ÍNDICE

Capítulo 1

Sumo de romã (Punica granatum) na conservação do sémen de pequenos ruminantes

PERUMAL PONRAJ

ICAR - Instituto Central de Investigação Agrícola das Ilhas, Port Blair-744105, Ilhas Andaman e Nicobar, Índia

RESUMO

Avaliou-se o efeito do sumo de romã *(Punica granatum;* PJ*)* no diluente de sémen sobre os parâmetros de qualidade do sémen de um bode Teressa ameaçado de extinção. Foram colhidas e seleccionadas amostras de sémen (n=25) de seis bodes para o presente estudo. Os espermatozóides foram incubados com PJ a 6%, 8% e 10% (v/v) como Gr II, III e IV, respetivamente. As amostras de sémen foram conservadas em estado líquido no frigorífico e analisadas quanto à motilidade, viabilidade, anomalias totais dos espermatozóides, integridade da membrana plasmática, integridade acrosomal e integridade nuclear, fuga enzimática intracelular do plasma seminal (aspartato aminotransferase; AST, alanina aminotransferase; ALT e lactato desidrogenase; LDH), capacidade antioxidante total (TAC), malondialdeído (MDA) dos espermatozóides e efluxo de colesterol em comparação com o grupo de controlo (Gr I) até 72 h. A análise estatística revelou que o sémen tratado com PJ a 8% (v/v) apresentou uma motilidade, viabilidade, membrana plasmática, integridade acrossomal e integridade nuclear e TAC significativamente ($P<0,05$) mais elevadas e anomalias espermáticas totais significativamente ($P<0,05$) mais baixas, fugas enzimáticas intracelulares (AST, ALT, LDII), produção de MDA e efluxo de colesterol em comparação com as dos outros grupos de controlo tratados com PJ e não tratados em diferentes horas de armazenamento líquido. Os parâmetros de qualidade do sémen e os antioxidantes mostraram uma tendência crescente e as anomalias totais do esperma, o MDA, a fuga de enzimas intracelulares e o efluxo de colesterol mostraram uma tendência decrescente do Gr I para o Gr III e depois tendências opostas do Gr III para o Gr IV em diferentes horas de armazenamento líquido. Assim, o sumo de romã a 8% foi a dose adequada para a conservação líquida do sémen da cabra Teressa.

Palavras-chave: Romã, sémen, cabra Teressa, Ilhas Andaman e Nicobar

Introdução

A cabra Teressa é uma raça caprina única, ameaçada de extinção, dos grupos de ilhas Nicobar das ilhas Andaman e Nicobar, na Índia, e necessita imediatamente de maior atenção para a sua conservação *in-situ/ex-situ* (Jeyakumar *et al.* 2020). O desempenho reprodutivo e a produtividade da cabra Teressa diminuem drasticamente durante os meses secos do verão. O recenseamento do gado do Governo da Índia revelou que a população de cabras diminuiu de 2007 a 2019 (4,25 %) nas ilhas Andaman e Nicobar devido a várias razões, incluindo a consanguinidade intensiva, a falta de reprodutores adequados e a gestão da reprodução.

O armazenamento frio ou líquido de esperma é usado para retardar o metabolismo e manter o esperma viável por um longo período de tempo. Usando um extensor à base de tris-egg yolk-glicerol, o sêmen fresco de cabra foi armazenado efetivamente a 5 ° C por sete dias (El-Battawy 2019). Mas durante o longo período de armazenamento, a qualidade do esperma deteriorou-se. O radical do ânion superóxido (O_2 -) e o peróxido de hidrogênio ($H O_{22}$), que são produzidos pelos elementos celulares do sêmen, são espécies reativas de oxigênio (ROS) que desempenham um papel nessa diminuição (Perumal *et al.* 2011). A peroxidação lipídica tem uma série de impactos negativos, incluindo perda permanente de motilidade, danos ao DNA do espermatozoide e menor fertilidade (Perumal *et al.* 2011). A fim de aumentar a qualidade do sémen, foram também realizados estudos sobre diluentes de sémen caprino, que contêm diferentes aditivos/antioxidantes (Uysal *et al.* 2005).

A romã é um fruto antigo e a sua atividade antioxidante é a mais elevada entre quase todas as plantas (Tring *et al.* 2009). O sumo de romã contém compostos polifenólicos e vitaminas, como Vit-A, C e E, e estes compostos fenólicos e vitaminas têm propriedades antioxidantes. O PJ diminui o stress oxidativo (Aviram *et al.* 2000), aumenta a ação da lipoproteína de baixa densidade da gema de ovo (Aviram *et al.* 2000), impede o efluxo de colesterol da membrana celular (Kaplan *et al.* 2001) e inibe uma ou ambas as enzimas ciclo-oxigenase e lipoxigenase (Lansky *et al.* 2002). O PJ no diluidor de sémen à base de Tris melhorou os parâmetros de qualidade do sémen pós-descongelamento em sémen bubalino (Javed *et al.* 2019), bovino (El-Sheshtawy *et al.* 2016) e caprino (Zarepourfard *et al.* 2019). Da mesma forma, o PJ reduziu a taxa de peroxidação lipídica e aumentou a integridade da membrana plasmática, da membrana nuclear e de outras membranas bioquímicas do esperma (Iqbal *et al.* 2016). O procedimento de congelamento-descongelamento desencadeou maiores anormalidades no DNA do esperma, que foram diminuídas pelo PJ e o grupo tratado com PJ 10% teve mais espermatozóides (> 95%) com estrutura de DNA normal e núcleo altamente intacto do que aqueles no grupo de controle não tratado em búfalos Nili Ravi (Naz *et al.* 2019). A leitura da literatura disponível revelou que não há informações sobre o efeito do PJ no diluente de sêmen nos parâmetros de qualidade do sêmen ou na taxa de fertilidade em espécies caprinas das Ilhas Andaman e Nicobar. Por conseguinte, o presente estudo colocou a hipótese de que a adição de sumo de romã poderia melhorar os parâmetros de qualidade do sémen e os antioxidantes do plasma seminal e reduzir a fuga enzimática intracelular e o efluxo de colesterol no sémen de Teressa buck das Ilhas Andaman e Nicobar. Assim, o objetivo do presente estudo consistiu em medir os efeitos de diferentes concentrações de PJ no diluente de sémen sobre os parâmetros de qualidade do sémen, os antioxidantes do plasma seminal, a fuga enzimática intracelular e o efluxo de colesterol do sémen refrigerado do pato Teressa das Ilhas Andaman e Nicobar.

MATERIAIS E MÉTODOS

Localização do estudo

A exploração de criação de caprinos no âmbito do AICRP sobre melhoramento de caprinos no ICAR-Central Island Agricultural Research Institute (ICAR-CIARI), Port Blair, Ilhas Andaman e Nicobar, Índia, é o local do estudo. A estação experimental está situada entre 6°45 e 13°41 de latitude norte e 92°12 e 93°57 de longitude leste. Esta experiência foi realizada no pico da estação seca de verão, ou seja, em janeiro (precipitação: 125,80 mm, THI: 84,16, hora de luz: 8,54 h) e fevereiro (precipitação: 13 mm, THI: 83,73, hora de luz: 9,37 h) nas ilhas Andaman e Nicobar, na Índia.

Animais de laboratório

Foram seleccionados para o presente estudo seis (n=6) Teressa saudáveis com 4-4,5 anos de idade, pesando 34 a 36 kg e com um índice de condição corporal de 2,5 a 3,5 (boa condição). Estes animais foram geridos num sistema semi-intensivo e foi-lhes permitido o acesso à pastagem natural entre as 700 e as 1200 horas, sendo mantidos no estábulo durante o resto do dia. Os animais foram mantidos sob práticas de gestão homogéneas, de acordo com o programa da exploração. De acordo com o programa da exploração, foram efectuados procedimentos gerais de maneio para desparasitação, vacinação, prevenção de doenças, corte de pêlos do pénis e aparo dos pés.

Extração de sumo de romã

Os frutos da romã são adquiridos no mercado de fruta de Port Blair, nas ilhas Andaman e Nicobar, na Índia. Os frutos frescos foram colhidos, limpos, lavados e cortados em duas metades; os grãos vermelhos foram recolhidos manualmente num copo de vidro limpo. Estes grãos foram espremidos com um espremedor para extrair o sumo fresco e, em seguida, o sumo foi filtrado com papel de filtro Whatman n.º 1. O filtrado do sumo foi então centrifugado a 3000 ×g durante 20 minutos para obter um sumo aquoso claro. O sumo aquoso claro foi recolhido e conservado a -18°C para a preparação do diluente.

Preparação do extensor de sémen

O diluente de sêmen Tris-glicose-citrato-gema de ovo (TGCE) foi preparado e usado nesta pesquisa, contendo Tris: 2,4 g, glicose: 1 g, ácido cítrico: 1,4 g, gema de ovo fresca: 10 mL, estreptomicina: 100 mg/mL e penicilina G sódica: 100 µg/mL e diferentes concentrações de PJ (6% ou 8% ou 10%, v/v, no Grupo II ou III ou IV, respetivamente) para 100 mL de água deionizada. O diluente preparado foi centrifugado para obter um diluente final límpido e para descartar qualquer precipitado. O diluente para o controlo (Grupo I) não continha PJ. O pH final do diluente de sémen foi ajustado para 6,8-7,0 nos três grupos experimentais.

Recolha de sémen

Foram recolhidas amostras de sémen de cada macho duas vezes por semana, entre as 600 e as 730 horas, utilizando um método normalizado de vagina artificial. Foram recolhidos dois ejaculados de cada macho, com um intervalo de uma hora entre eles. Estes ejaculados foram colocados num banho de água (37 °C) imediatamente após a colheita e testados quanto às características de rotina da qualidade do sémen, tais como o volume, o pH, a cor, a concentração de espermatozóides e a atividade da massa. Os ejaculados com uma ampla gama de pH, padrões de cor estranhos ou uma pequena quantidade foram rejeitados, enquanto os restantes ejaculados foram inspeccionados e processados para investigação futura. Os ejaculados foram testados para parâmetros seminais de rotina e aceites para avaliação depois de cumprirem as normas do Protocolo Padrão Mínimo (PMP), tais como concentração: $>2{,}5 \times 10^9$ espermatozóides/mL; atividade de massa: $>3+$, motilidade individual: $>70\%$, e anormalidade geral não superior a 10%. Seguindo a metodologia de rastreio acima descrita, foram seleccionados 50 de 72 ejaculados (6 patos x 12 ejaculados). Na sequência das avaliações preliminares, dois ejaculados sucessivos do mesmo macho (doravante designados por "amostra", n = 25) foram agrupados e tratados para uma diluição inicial dupla com diluente Tris-glicose-citrato-gema de ovo específico para caprinos, previamente aquecido (37 °C). Assim, 50 ejaculados escolhidos foram reunidos a partir de 72 colheitas originais para fornecer 25 amostras de sémen para a presente investigação. As amostras de sémen parcialmente estendidas foram transportadas para o laboratório de andrologia com recurso a um frasco isolado cheio de água quente (37 °C) para posterior processamento e preservação. As amostras de sémen estendidas foram retidas em tubos de vidro e arrefecidas de 37 para 5 °C a uma taxa de 0,2-0,3 °C/min, sendo depois mantidas a 5 °C no frigorífico durante toda a experiência, até 72 horas. As características da qualidade do esperma foram avaliadas após 30 min, 12 h, 24 h, 48 h, 60 h e 72 h.

Avaliação do sémen

Parâmetros seminais, como motilidade espermática (Perumal *et al.* 2011), viabilidade e anormalidades morfológicas totais dos espermatozoides (coloração com Eosina-Nigrosina; Agarwal *et al.* 2016), integridade acrossomal (coloração com Giemsa; Selvaraju *et al.* 2008) e integridade da membrana plasmática (teste de intumescimento hipo-osmótico; Nur *et al.* 2011) e integridade nuclear (técnica de coloração de Feulgen; Barth e Oko 1989) foram determinados com procedimentos padrão.

Ensaios bioquímicos

Uma alíquota de ejaculado de cada amostra de sémen foi centrifugada a $3000 \times g$ durante 15 minutos a 4°C e o sobrenadante e o pellet de esperma foram separados e o pellet de esperma foi lavado com tampão fosfato salino (PBS) e centrifugado (três vezes). O plasma seminal foi avaliado sob um microscópio de alta potência para confirmar que o plasma seminal estava livre de espermatozóides. Foi adicionada água desionizada (1 mL) com espermatozóides, seguida de centrifugação final, congelada e preservada a -80°C em congelador profundo para análise posterior. A concentração de espermatozóides foi medida no momento da estimativa e depois rediluída para preparar 150×10^6 espermatozóides por mL. A produção de MDA e o efluxo de colesterol foram medidos nos espermatozóides, enquanto a fuga de enzimas intracelulares (AST, ALT, LDH) e o TAC foram medidos no plasma seminal.

O nível de peroxidação lipídica dos espermatozóides foi medido através da determinação da produção de MDA com o uso de ácido tiobarbitúrico (TBA) de acordo com o método descrito por Suleiman *et al.* (1996). O antioxidante no plasma seminal (mM/L) foi medido pelo kit de ensaio colorimétrico TAC (Cayman Chemical Co., EUA) de acordo com as instruções do fabricante. O conteúdo de colesterol dos espermatozóides foi medido com o uso de um kit comercial de ensaio de estimativa de colesterol (Span Diagnostics Ltd., Índia) e o resultado foi apresentado como µg de colesterol/10^8 espermatozóides. A atividade enzimática intracelular (AST, ALT e LDH) foi medida no plasma seminal utilizando kits de ensaio de AST, ALT e LDH disponíveis no mercado (Span Diagnostics Ltd., Índia).

Análise estatística

Para determinar qualquer possível diferença nos parâmetros experimentais observados em relação aos grupos de tratamento e aos períodos de armazenamento líquido (controlo e tratamentos e diferentes horas de armazenamento), foi aplicada uma ANOVA de duas vias utilizando o software de análise estatística (SAS, versão 9.3.1; SAS Institute, Inc., Cary, NC, 2011) e, para comparação múltipla, foi aplicado o teste de gama múltipla de Duncan. Os valores médios foram expressos como média ± SEM. As diferenças foram consideradas significativas se $P<0,05$.

RESULTADOS

Os resultados da presente investigação revelaram que o sémen do bode Teressa era de cor branca cremosa, com um volume médio de 0,92 ± 0,23 ml, atividade de massa de 3,75 ± 0,05, pH de 6,88 ± 0,04, concentração de 3,74 ± 0,07 $\times 10^9$ espermatozóides por ml, motilidade de 86,16 ± 1,62%, viabilidade de 87,32 ± 0,93%, anomalia total de espermatozóides de

6.26±0,16%, integridade acrossomal de 88,79±1,10%, integridade da membrana plasmática de 87,60±1,36%, integridade nuclear de 86,22±0,67%, TAC de 1,34±0,06 mM/L, MDA de 2.19±0,03 nM/10^8 espermatozóides, colesterol total de 26,99±0,88 µg/10^8 espermatozóides, AST de 43,26±1,35 U/L, ALT de 15,34±0,34 U/L e LDH de 215,94±3,10 U/L. A análise revelou que os espermatozóides tratados com 8% de PJ apresentaram significativamente (p < 0,05) maior motilidade, viabilidade, integridade da membrana plasmática, integridade acrossomal e integridade nuclear e antioxidante e apresentaram significativamente (p < 0,05) menores anormalidades espermáticas totais, vazamento de enzimas intracelulares (AST, ALT e LDH), produção de MDA e efluxo de colesterol em comparação com os grupos de controle não tratados e tratados com PJ (6% e 10%) em diferentes horas de armazenamento líquido (Tabela 1 e Tabela 2). Além disso, os parâmetros de qualidade do sémen e a concentração de antioxidantes mostraram uma tendência crescente e as anomalias totais dos espermatozóides, a produção de MDA, a fuga de enzimas intracelulares e o efluxo de colesterol mostraram uma tendência decrescente do Gr I para o Gr III e depois uma tendência oposta do Gr III para o Gr IV em diferentes horas de armazenamento líquido. Assim, 8% de PJ foi a concentração óptima ou adequada para a conservação líquida do sémen de pato Teressa nas Ilhas Andaman e Nicobar. Além disso, 6% e 10% PJ foram inferiores em comparação com 8% PJ para as características de qualidade do sémen, e houve uma diferença significativa (□< 0,05) entre 6% ou 10% PJ e 8% PJ para estes parâmetros de qualidade do sémen. Assim, a inclusão de PJ a 8% no diluente de sêmen mostrou melhora significativa na qualidade do sêmen e na atividade antioxidante e redução do efluxo de colesterol, vazamento enzimático intracelular e produção de MDA no sêmen caprino armazenado a 5°C por até 72 h (30 min, 12 h, 24 h, 48 h, 60 h e 72 h) na estação seca do verão.

DISCUSSÃO

A adição de PJ no extensor de sémen melhorou a qualidade do sémen e o antioxidante do plasma seminal e diminuiu a fuga enzimática intracelular, evitou o efluxo de colesterol, reduziu a formação de MDA, as anomalias nucleares e as anomalias morfológicas totais dos espermatozóides na cabra Teressa. Assim, o PJ melhorou e protegeu a integridade estrutural e a competência funcional dos espermatozóides a um nível mais elevado. Estudos anteriores sobre PJ em diluente de sémen mostraram que PJ melhorou a qualidade do sémen, bem como a taxa de fertilidade em diferentes espécies de animais domésticos [búfalos: Javed *et al.* 2019, bovinos: El-Sheshtawy *et al.* 2016, cabra: Zarepourfard *et al.* 2019], faltaram investigações semelhantes no pato de cabra Teressa e, com o melhor da pesquisa disponível; esta foi a primeira pesquisa sobre o efeito PJ no esperma preservado líquido no pato de cabra Teressa nas Ilhas Andaman e Nicobar.

O PJ contém 10% de açúcares, 85% de água e 1,5% de pectina, ácido ascórbico e flavonóides polifenólicos (Aviram *et al.* 2000). A glucose e a frutose são dois açúcares disponíveis em concentrações iguais, o cálcio também está disponível como 50% do seu nível de cinzas e os principais aminoácidos são o ácido glutâmico e o ácido aspártico no PJ. O fruto da romã tem 52% de parte comestível, 22% de sementes e 78% de sumo do seu peso (El-Nemr *et al.* 1990). Na presente investigação, o PJ demonstrou um aumento dos parâmetros de qualidade do sémen devido ao facto de conter antioxidantes muito potentes, tais como compostos polifenólicos que incluem flavonóides e taninos hidrolisáveis; que representam 92% das actividades antioxidantes totais do PJ (Zahin *et al.* 2010).

Os espermatozóides tratados com PJ apresentaram perfis de qualidade do sémen e índices de fertilidade relacionados significativamente mais elevados. Isto deve-se ao facto de o PJ proteger e manter a integridade da membrana plasmática, a integridade do citoesqueleto dos flagelos dos espermatozóides e a integridade da membrana mitocondrial como substância protetora das células. Além disso, o PJ também protege a estrutura e as funções dos antioxidantes, como o cloridrato de cisteína, a glutationa, a superóxido dismutase e a catalase no diluente de sémen (Halvorsen *et al.* 2002), o que, por sua vez, melhorou e manteve a motilidade dos espermatozóides, o transporte da membrana dos espermatozóides e a taxa de fertilidade dos espermatozóides (Alvarez *et al.* 1987). A função do PJ como bloqueador dos canais de cálcio (Davidson *et al.* 2009), impede o efluxo de colesterol e fosfolípidos das membranas bioquímicas dos espermatozóides (Kaplan *et al.* 2001) e aumenta a ação sobre as lipoproteínas de baixa densidade da gema de ovo (Aviram *et al.* 2000) no extensor de sémen indica que elimina a reação acrossomal prematura e a capacitação. Assim, o PJ melhorou os parâmetros de qualidade do sémen, tais como a motilidade total, a vivacidade, a integridade da membrana plasmática, a integridade nuclear e a integridade acrossomal à temperatura do frigorífico em armazenamento líquido. No nosso estudo, os parâmetros seminais foram alterados de forma dependente da dose, tendo aumentado de 6% para 8% de PJ e depois diminuído de 8% para 10% de PJ, enquanto as anomalias morfológicas e nucleares dos espermatozóides diminuíram de 6% para 8% de PJ e depois aumentaram de 8% para 10% de PJ. Os parâmetros seminais foram reduzidos no extensor de sémen que continha PJ mais elevado, o que pode dever-se a uma concentração mais elevada de PJ no diluente superior a 10%, resultando na alteração da pressão osmótica e da composição física do diluente; o que pode induzir um efeito adverso ou prejudicial nos espermatozóides durante a conservação líquida do sémen na espécie caprina.

O diluente de sémen contendo 8% de PJ apresentou parâmetros de motilidade e vivacidade mais elevados em caprinos; enquanto em bovinos, PJ 10-20% (Sheshtawy *et al.* 2016) e em búfalos, PJ 10% (Javed *et al.* 2009) melhoraram a qualidade do sémen. Resultados semelhantes foram observados noutras espécies animais, como o sémen bovino (Sheshtawy *et al.* 2016), bubalino (Javed *et al.* 2019) e caprino (Zarepourfard *et al.* 2019). A diferença da concentração de PJ nos estudos acima mencionados para o presente estudo pode ser devida a variações de acordo com as espécies animais. A maior motilidade no sémen tratado com PJ pode ser devida a uma maior disponibilidade de antioxidantes no PJ que, por sua vez, protegeu a estrutura e as funções do esperma da peroxidação lipídica ou peróxidos lipídicos. Em concordância com as descobertas acima, juntamente com a observação de que a adição de PJ estimula o bloqueador do canal de cálcio (Davidson *et al.* 2009) que, por sua vez, impede o influxo celular de Ca^{2+} nas células espermáticas, como resultado, a motilidade foi maior e a preservação foi melhorada. Maior motilidade em espermatozóides tratados com PJ indica maior flexão da peça média (contém mitocôndrias; unidade de produção de energia) e maior eficiência de produção de energia mitocondrial do esperma. A hiper ativação espermática sugere que existe um estado de produção de energia mais elevado dos espermatozóides, o que é essencial para os espermatozóides penetrarem nos oócitos através do muco cervical para se fundirem para uma fertilização bem sucedida (Aitken *et al.* 1985). Resultados semelhantes foram obtidos no presente estudo, no qual os espermatozóides tratados com PJ apresentaram parâmetros seminais mais elevados.

Uma vez que as membranas bioquímicas do esperma de cabra têm uma maior concentração de ácidos gordos poli-insaturados (PUFA), o esperma é facilmente suscetível à peroxidação lipídica. Os peróxidos lipídicos ou radicais livres provocam danos nos constituintes lipídicos das membranas bioquímicas do esperma que, por sua vez, prejudicam a capacidade funcional do esperma, uma vez que o MDA minimiza a função mitocondrial, resultando numa menor produção de energia intracelular; afectam a motilidade dos espermatozóides, induzem os danos axonais, desencadeiam a desintegração da membrana, alteram a fluidez das estruturas membranosas, aumentam os danos no ADN dos espermatozóides, aumentam os defeitos morfológicos das peças intermédias e estimulam uma maior produção de aldeídos citotóxicos com consequências adversas, tais como o comprometimento da vivacidade, da motilidade, da integridade da membrana acrossomal, da membrana plasmática e da membrana nuclear, resultando em falhas na fertilização (Asadpour *et al.* 2011). Portanto, o PJ poderia diminuir o efeito adverso do estresse oxidativo durante a preservação do esperma; assim, o PJ melhorou a qualidade do sêmen líquido armazenado no bode Teressa (Javed *et al.* 2019, Sheshtawy *et al.* 2016).

Os fosfolípidos e o colesterol são factores essenciais para proteger as integridades estruturais e funcionais das membranas celulares dos espermatozóides e manter a fluidez das membranas celulares. Os componentes lipídicos nas membranas bioquímicas dos espermatozóides são considerados como componentes essenciais da vivacidade e motilidade dos espermatozóides, bem como da sua capacidade de sobrevivência criogénica nas espécies de mamíferos (Al-Yahya 2005). A fuga de colesterol e fosfolípidos das membranas plasmáticas dos espermatozóides desencadeia o processo de reação acrossómica e de capacitação, que são necessários e importantes para o processo de fertilização na junção ampulla-isthmus em animais fêmeas (Witte e Schäfer-Somi 2007). No nosso estudo, o efluxo de colesterol diminuiu consideravelmente e a integridade da membrana plasmática dos espermatozóides foi maior nos espermatozóides tratados com PJ em comparação com os espermatozóides controlados sem tratamento. O maior efeito benéfico na preservação do sêmen é devido à disponibilidade de potentes compostos antioxidantes no PJ que, por sua vez, minimizaram o processo de produção de peróxido lipídico e neutralizaram os peróxidos lipídicos formados e também melhoraram a integridade da membrana plasmática do esperma em espécies caprinas (Iqbal *et al.* 2016). Assim, o diluente suplementado com PJ teve uma tolerância líquida significativamente maior do que sem PJ (controle) na cabra Teressa. Resultados semelhantes foram relatados em espécies bovinas (El-Sheshtawy *et al.* 2016), bubalinas (Javed *et al.* 2019) e caprinas (Zarepourfard *et al.* 2019). A qualidade do sémen é afetada negativamente devido a danos no ADN ou à alteração da configuração do ADN no gâmeta masculino (esperma), causados por vários fatores, incluindo o stress oxidativo durante o processo de processamento e preservação do sémen. Geralmente, as células de esperma são altamente susceptíveis ao stress de oxidação-redução porque geram uma maior concentração de radicais livres ou moléculas de espécies reactivas de oxigénio (Aitken *et al.* 2010). Outros investigadores (Aitken e Fisher 1994) salientaram que os espermatozóides têm pouco citoplasma e são transcritivamente inactivos, com uma capacidade antioxidante limitada e sistemas de reparação do ADN deficientes. Por conseguinte, no nosso estudo, a redução dos danos nucleares ou da fragmentação do ADN por PJ em caprinos apoiou positivamente a conservação do sémen líquido a temperatura refrigerada.

Além disso, o PJ apresentou potenciais efeitos antioxidantes devido à disponibilidade de polifenóis e Vit-A, C e E como os compostos activos responsáveis pelo PJ contra a oxidação-peroxidação do LDL e os processos de stress oxidativo (Aviram e Dornfeld 2001). Geralmente, a romã tem uma concentração mais elevada de antioxidantes, ou seja, 11,33 mmol/100 g (Halvorsen *et al.* 2002) e tem actividades antioxidantes mais elevadas, várias vezes superiores e mais fortes do que as das vitaminas E e C (Cao *et al.* 1998). O PJ também protege a estrutura e as funções dos sistemas antioxidantes enzimáticos nos espermatozóides (Halvorsen *et al.* 2002); assim, tem uma forte atividade de eliminação de ROS/radicais livres durante a preservação líquida do sémen com extensor, o que, por sua vez, melhora o transporte da membrana (Alvarez *et al.* 1987), a motilidade, a vivacidade e a taxa de fertilidade dos espermatozóides. Além disso, diminui indiretamente o número de radicais livres através do mecanismo de neutralização e aumenta a produção de moléculas ou compostos que protegem as células do esperma contra o stress oxidativo ou a peroxidação lipídica. Este sistema de defesa antioxidante do PJ protege os espermatozóides dos danos peroxidativos e do stress oxidativo na conservação do líquido do sémen. Estas acções benéficas do PJ na proteção das membranas plasmáticas dos espermatozóides explicam o efeito na redução da fuga de enzimas intracelulares (AST, ALT e LDH) no presente estudo na cabra Teressa. No entanto, a concentração mais elevada de enzimas intracelulares (AST, ALT e LDH) no extensor de sémen durante a conservação pode dever-se à instabilidade da estrutura membranosa do esperma (Buckland 1971). No nosso estudo, o nível significativamente mais baixo de enzimas intracelulares no plasma seminal do sémen armazenado em líquido sugeriu claramente que o PJ melhora a estabilização da membrana plasmática do esperma e protege as integridades membranosas da membrana mitocondrial, da membrana plasmática, da membrana acrossomal e dos flagelos do esperma (Aviram *et al.* 2000); por sua vez, o PJ melhorou os parâmetros de qualidade do sémen na preservação líquida do sémen de cabra.

No nosso estudo, a produção de MDA foi reduzida no esperma tratado com PJ em comparação com o esperma de controlo não tratado (Turk *et al.* 2010) e a oxidação-peroxidação deste composto MDA resultou numa maior permeabilidade da membrana celular. Geralmente, os espermatozóides são altamente susceptíveis à peroxidação lipídica ou a danos peroxidativos, porque as membranas plasmáticas dos espermatozóides têm uma maior concentração de PUFA, que são essenciais para a regulação ascendente e descendente da espermatogénese, maturação dos espermatozóides, reação de acrossoma e capacitação e, eventualmente, na fusão da membrana oócito-espermatozoide e fertilização bem sucedida. Os peróxidos lipídicos ou espécies reactivas de oxigénio desintegram/modulam a estrutura da matriz lipídica das membranas plasmáticas dos espermatozóides, o que, por sua vez, desencadeia uma rápida perda do componente energético intracelular (trifosfato de adenosina; ATP), danos axonais graves, redução da viabilidade e motilidade dos espermatozóides e aumento das anomalias ou defeitos morfológicos da peça intermédia (Sikka 1996). Maior estabilidade da membrana no esperma após a inclusão de PJ; PJ pode reduzir a produção de MDA no esperma tratado com PJ em nosso estudo. O efeito do PJ na prevenção da peroxidação lipídica relacionada ao seu potencial antioxidante e propriedades de eliminação de radicais livres, assim, o esperma tratado com PJ aumentou a taxa de fertilidade em espécies caprinas (Javed *et al.* 2019). Além disso, o PJ no extensor aumentou a concentração e as atividades dos antioxidantes no plasma seminal. Isso se deve aos efeitos estimuladores do PJ na atividade das enzimas envolvidas na defesa antioxidante no sêmen (Halvorsen *et al.* 2002).

CONCLUSÃO

O presente estudo concluiu que a inclusão de 8% de PJ no diluente de sémen reduziu o stress físico e oxidativo, aumentou a concentração e as funções antioxidantes, melhorou os parâmetros de qualidade do sémen e, simultaneamente, diminuiu a fuga enzimática intracelular e a formação de radicais livres no sémen de um bode Teressa. Apesar dos resultados positivos, presume-se que as células de esperma tratadas com PJ mostrarão um maior potencial de fertilização em estudos de fertilidade *in-vitro* ou *in-vivo* com uma taxa mais elevada de gravidez no campo. A fim de confirmar os resultados actuais, é necessária mais investigação sobre o efeito de diferentes dosagens de sumo de romã no extensor de sémen em ensaios de fertilidade *in-vitro* e *in-vivo*.

REFERÊNCIAS

Agarwal A, Gupta S e Sharma R. 2016. Procedimento de coloração com Eosina-Nigrosina. In: Agarwal A, Gupta S, Sharma R. (Eds.), Andrological evaluation of male infertility. Springer. https://doi.org/10.1007/978-3-319-26797-5_8

Aitken J e Fisher H. 1994. Geração de espécies reactivas de oxigénio e espermatozóides humanos: o equilíbrio entre benefícios e riscos. *Bioassays* **16**(4): 259-67.

Aitken R J, De Luliis G N, Finnie J M, Hedges A e McLachlan R. 2010. Análise das relações entre stress oxidativo, danos no ADN e vitalidade dos espermatozóides numa população de doentes.

desenvolvimento de critérios de diagnóstico. *Reprodução Humana* **25**(10): 2415-26.

Aitken R J, Sutton M, Warner P e Richardson D W. 1985. Relação entre as características de movimento dos espermatozóides humanos e a sua capacidade de penetrar no muco cervical e nos oócitos de hamster sem zona. *Journal of Reproduction and Fertility* **73**: 441-9.

Alvarez J C, Touchstone J C, Blasco L e Storey B T. 1987. Peroxidação lipídica espontânea e produção de peróxido de hidrogénio e superóxido em espermatozóides humanos - a superóxido dismutase como principal enzima protetora contra a toxicidade do oxigénio. *Journal of Andrology* **8**: 338 - 48.

Al-Yahya M A. 2005. Estudos fitoquímicos e farmacológicos preliminares sobre a casca da romã (*Punica granatum* L.). *Jornal de Ciências Biológicas do Paquistão* **8**: 479-81.

Asadpour R, Jafari R e Tayefi-Nasrabadi H. 2011. Effect of various levels of catalase antioxidant in semen extenders on lipid peroxidation and semen quality after the freeze-thawing bull semen. *Fórum de Investigação Veterinária* **2**(4): 218-21.

Aviram M e Dornfeld L. 2001. O consumo de sumo de romã inibe a atividade da enzima de conversão da angiotensina no soro e reduz a pressão arterial sistólica. *Atherosclerosis* **158**(1): 195-8.

Aviram M, Dornfeld L, Rosenblat M, Volkova N, Kaplan M, Coleman R, Hayek T, Presser D e Fuhrman B. 2000. Pomegranate juice consumption reduces oxidative stress, atherogenic modifications to LDL, and platelet aggregation: studies in humans and in atherosclerotic apolipoprotein E deficient mice. *American Journal of Clinical Nutrition* **71**: 1062-76.

Barth A D e Oko R J. 1989. Preparação do sémen para exame morfológico. In: Morfologia anormal de espermatozóides bovinos. Ames, IA: Iowa State University Press. pp. 8-18.

Buckland R B. 1971. A atividade de seis enzimas do plasma seminal e do esperma de galinha. 1. Efeito do armazenamento in vitro e de famílias de irmãos completos na atividade enzimática e na fertilidade. *Poultry Science* **50**(6): 1724-34.

Cao G, Booth S L, Sadowski J A e Prior R L. 1998. Increments in human plasma antioxidant capacity after consumption of controlled diets high in fruit and vegetables. *American Journal of Clinical Nutrition* **68**(5): 1081-7.

Davidson M H, Maki K C, Dicklin M R, Feinstein S B, Witchger M, Bell M, McGuire D K, Provost J C, Liker H e Aviram M. 2009. Effects of consumption of pomegranate juice on carotid intima-media thickness in men and women at moderate risk for coronary heart disease (Efeitos do consumo de sumo de romã na espessura da íntima-média da carótida em homens e mulheres com risco moderado de doença coronária). *American Journal of Cardiology* **104**(7): 936-42.

El-Battawy K A. 2019. Preservação do sémen de cabra a 5°C com ênfase na sua congelabilidade e no impacto da melatonina. *Revista Internacional de Investigação em Ciências Veterinárias* **5**(2): 0355-8.

El-Nemr S E, Ismail I A e Ragab M. 1990. Chemical composition of juice and seeds of pomegranate fruit. *Nahrung* **34**: 601-6.

El-Sheshtawy R I, El-Sisy G A e El-Nattat W S. 2016. Efeitos do sumo de romã no extensor à base de Tris na qualidade do sémen de bovinos após refrigeração e criopreservação. *Asian Pacific Journal of Reproduction* **5**(4): 335-9.

Halvorsen B L, Holte K, Myhrstad M C, Barikmo I, Hvattum E, Remberg S F, Wold A B, Haffner K, Baugerød H, Andersen L F, Moskaug Ø, Jacobs D R Jr e Blomhoff R. 2002. A systematic screening of total antioxidants in dietary plants. *Journal of Nutrition* **132**(3): 461-71.

Iqbal S, Riaz A, Andrabi S M H, Shahzad Q, Durrani A Z e Ahmad N. 2016. l-Cisteína melhora a atividade das enzimas antioxidantes, a qualidade pós-descongelamento e a fertilidade dos espermatozóides de búfalo Nili-Ravi (*Bubalus bubalis*). *Andrologia* **48**: 855-61.

Javed M, Tunio M T, Abdul Rauf H, Bhutta M F, Naz S e Iqbal S. 2019. A adição de suco de romã (*Punica granatum*) no extensor à base de tris melhora a qualidade pós-descongelamento, a dinâmica de movimento e a fertilidade in vivo dos espermatozóides de búfalo Nili Ravi (*Bubalus bubalis*). *Andrologia* **51**(8): e13322.

Jeyakumar S, Sunder J, Yadav S P, De A K, Kundu A, Kundu M S e Sujatha T. 2020. Estimativa da diversidade genética entre a população de cabras Teressa das ilhas A e N utilizando marcadores de microssatélites. *Indian Journal of Animal Research* **54**(12): 1465-9.

Kaplan M, Hayek T, Raz A, Coleman R, Dornfeld L, Vaya J e Aviram M. 2001. A toma de um suplemento de sumo de romã em ratos ateroscleróticos reduz a peroxidação lipídica dos macrófagos, a acumulação de colesterol celular e o desenvolvimento da aterosclerose. *Journal of Nutrition* **131**(8): 2082-9.

Lansky E, Shubert S e Neman I. 2002. Propriedades farmacológicas e terapêuticas da romã. *CIHEAM - Options Mediterraneennes* **2**: 231-5.

Naz S, Umair M e Iqbal S. 2019. A gema de ovo de avestruz melhora a qualidade pós-descongelamento e a fertilidade in vivo dos espermatozóides de búfalo Nili Ravi (*Bubalus bubalis*). *Theriogenology* **126**: 140-4.

Nur Z, Seven-Cakmak S, Ustuner B, Cakmak I, Erturk M, Abramson C I, Sağirkaya H e Soylu M K. 2011. O uso do teste de inchaço hipo-osmótico, teste de água e coloração supravital na avaliação do esperma de zangão. *Apidologie* **43**(1): 31-8.

Perumal P, Selvaraju S, Selvakumar S, Barik A K, Mohanty D N, Das S, Das R K e Mishra P C. 2011. Effect of pre-freeze addition of cysteine hydrochloride and reduced glutathione in semen of crossbred jersey bulls on sperm parameters and conception rates. *Reprodução em animais domésticos* **46**(4): 636-41.

Selvaraju S, Ravindra J P, Ghosh J, Gupta P S P e Suresh K P. 2008. Evaluation of sperm functional attributes in relation to in vitro sperm-zona pellucida binding ability and cleavage rate in assessing frozen thawed buffalo (*Bubalus bubalis*) semen quality. *Animal Reproduction Science* **106**: 311-21.

Suleiman S A, Ali M E, Zaki Z M S, el-Malik E M e Nasr M A. 1996. Peroxidação lipídica e motilidade dos espermatozóides humanos: papel protetor da vitamina E. *Journal of Andrology* **17**(5): 530-7.

Tring S A, Hili T P e Naughton D P. 2009. Actividades anticolagenase, anti-elastase e anti-oxidante de extractos de 21 plantas. *BMC Complementary and Alternative Medicine* **9**(1): 27.

Turk G, Sonmez M, Ceribasi A O, Yuce A e Atessahin A. 2010. Atenuação dos danos nos testículos e espermatozóides induzidos pela ciclosporina A associados ao stress oxidativo pelo ácido elágico. *International Immunopharmacology* **10**(2): 177-82.

Uysal O, Bucak M N, Yavas I, Varish O e Safa Gurcan I. 2005. Avaliação do esperma de carneiro congelado com várias concentrações de taurina. *Indian Veterinary Journal* **82**(10): 1059-61.

Witte T S e Schäfer-Somi S. 2007. Involvement of cholesterol, calcium and progesterone in the induction of capacitation and acrosome reaction of mammalian spermatozoa. *Animal Reproduction Science* **102**: 181-93.

Zahin M, Aqil F e Ahmad I. 2010. Atividade antimutagénica de largo espetro da fração ativa antioxidante dos extractos de casca de Punica granatum L. *Mutation Research* **703**(2): 99-107.

Zarepourfard H, Riasi A, Frouzanfar M, Hajian M e Esfahani M H N. 2019. Semente de romã na dieta, afeta os parâmetros espermáticos de cabras clonadas após congelamento-descongelamento. *Theriogenology* **125**: 203-9.

Table 1. Comparison of quality parameters of liquid stored Teressa goat spermatozoa following preservation with pomegranate juice (0, 6%, 8% and 10% PJ (v/v) (Mean ± SEM)

Total Motility						
	30 min	12 h	24 h	48 h	60 h	72 h
Gr 1	86.16 ± 1.62^{aA}	70.46 ± 1.53^{aB}	62.12 ± 0.90^{aC}	51.97 ± 1.17^{aD}	42.43 ± 1.07^{aE}	39.32 ± 1.27^{aF}
Gr 2	86.16 ± 1.62^{aA}	76.96 ± 1.91^{bB}	70.79 ± 1.89^{bC}	62.14 ± 1.74^{bD}	53.12 ± 1.47^{bE}	46.45 ± 1.38^{bF}
Gr 3	86.16 ± 1.62^{aA}	83.35 ± 1.80^{cAB}	79.34 ± 1.76^{cBC}	75.86 ± 1.32^{cC}	69.73 ± 1.62^{cD}	59.14 ± 1.49^{cE}
Gr 4	86.16 ± 1.62^{aA}	71.67 ± 1.49^{aB}	63.56 ± 1.53^{aC}	53.92 ± 1.28^{aD}	44.56 ± 1.35^{aE}	40.85 ± 1.08^{aF}
Viability						
	30 min	12 h	24 h	48 h	60 h	72 h
Gr 1	87.32 ± 0.93^{aA}	73.13 ± 0.91^{aB}	62.32 ± 0.78^{aC}	52.25 ± 1.27^{aD}	45.26 ± 1.31^{aE}	40.21 ± 1.16^{aF}
Gr 2	87.32 ± 0.93^{aA}	81.02 ± 1.02^{bB}	73.67 ± 0.90^{bC}	62.91 ± 0.63^{cD}	55.34 ± 0.81^{bE}	47.46 ± 0.74^{cF}
Gr 3	87.32 ± 0.93^{aA}	86.14 ± 1.24^{cA}	81.32 ± 1.01^{cB}	78.32 ± 0.50^{dC}	71.32 ± 0.67^{cD}	60.38 ± 0.98^{dE}
Gr 4	87.32 ± 0.93^{aA}	75.34 ± 1.12^{aB}	64.18 ± 1.19^{aC}	57.52 ± 0.74^{bD}	47.13 ± 0.91^{aE}	43.17 ± 0.86^{bF}
Total Sperm Abnormality						
	30 min	12 h	24 h	48 h	60 h	72 h
Gr 1	6.26 ± 0.16^{aA}	9.43 ± 0.27^{bB}	12.87 ± 0.89^{bC}	13.34 ± 0.48^{dD}	15.43 ± 0.50^{cE}	17.67 ± 0.54^{cF}
Gr 2	6.26 ± 0.16^{aA}	8.55 ± 0.74^{abB}	9.65 ± 0.29^{aB}	12.34 ± 0.26^{bC}	13.56 ± 0.23^{bD}	14.43 ± 0.31^{bD}
Gr 3	6.26 ± 0.16^{aA}	7.63 ± 0.38^{aB}	8.74 ± 0.20^{aC}	9.68 ± 0.17^{aC}	10.13 ± 0.33^{aD}	11.25 ± 0.27^{aD}
Gr 4	6.26 ± 0.16^{aA}	9.76 ± 0.52^{bB}	11.23 ± 0.22^{bC}	14.12 ± 0.19^{cD}	15.18 ± 0.38^{cE}	16.68 ± 0.23^{bE}
Acrosomal Integrity						
	30 min	12 h	24 h	48 h	60 h	72 h
Gr 1	88.79 ± 1.10^{aA}	72.98 ± 1.26^{aB}	64.78 ± 1.16^{aC}	53.12 ± 0.96^{aD}	46.23 ± 1.06^{aE}	41.20 ± 1.12^{aF}
Gr 2	88.79 ± 1.10^{aA}	80.79 ± 0.79^{bB}	73.67 ± 0.92^{bC}	65.43 ± 0.82^{bD}	57.83 ± 1.29^{bE}	48.81 ± 0.65^{bF}
Gr 3	88.79 ± 1.10^{aA}	88.56 ± 0.89^{cA}	82.22 ± 1.05^{cB}	78.13 ± 0.93^{cC}	70.98 ± 1.30^{cD}	57.82 ± 0.74^{cE}
Gr 4	88.79 ± 1.10^{aA}	74.76 ± 0.90^{aB}	65.63 ± 1.11^{aC}	57.65 ± 1.05^{aD}	48.73 ± 1.44^{aE}	45.46 ± 0.74^{aF}
Plasma membrane Integrity						
	30 min	12 h	24 h	48 h	60 h	72 h
Gr 1	87.60 ± 1.36^{aA}	72.52 ± 1.10^{aB}	61.89 ± 1.36^{aC}	52.91 ± 0.73^{aD}	45.63 ± 0.52^{aE}	39.14 ± 0.63^{aF}
Gr 2	87.60 ± 1.36^{aA}	78.28 ± 1.04^{bB}	70.33 ± 1.23^{bC}	62.82 ± 1.06^{bD}	55.18 ± 0.90^{cE}	48.74 ± 0.92^{cF}
Gr 3	87.60 ± 1.36^{aA}	86.34 ± 0.82^{cA}	80.51 ± 1.46^{cB}	75.34 ± 0.85^{cC}	70.17 ± 0.69^{dD}	54.36 ± 0.86^{dE}
Gr 4	87.60 ± 1.36^{aA}	72.87 ± 0.75^{aB}	63.72 ± 1.14^{aC}	56.12 ± 1.22^{aD}	46.98 ± 1.15^{bE}	42.52 ± 0.75^{bF}
Nuclear Integrity						
	30 min	12 h	24 h	48 h	60 h	72 h
Gr 1	86.22 ± 0.67^{aA}	71.10 ± 1.25^{aB}	67.92 ± 1.27^{aC}	54.67 ± 0.83^{aD}	47.72 ± 1.02^{aE}	40.31 ± 1.28^{aF}
Gr 2	86.22 ± 0.67^{aA}	81.57 ± 0.94^{bB}	72.69 ± 0.66^{bC}	65.42 ± 0.79^{bD}	58.20 ± 1.24^{bE}	49.22 ± 0.58^{bF}
Gr 3	86.22 ± 0.67^{aA}	85.62 ± 0.76^{cA}	83.76 ± 0.56^{cB}	78.63 ± 0.91^{cC}	74.12 ± 1.15^{cD}	59.63 ± 0.69^{cE}
Gr 4	86.22 ± 0.67^{aA}	73.82 ± 1.05^{aB}	68.32 ± 0.87^{aC}	55.53 ± 0.96^{aD}	48.21 ± 1.09^{aE}	41.32 ± 0.75^{aF}

Means bearing different superscripts within rows (A, B, C, D, E and F) and columns (a, b, c and d) differ significantly ($P < 0.05$), n = 25. Gr 1: Control, Gr 2: 6% PJ, Gr 3: 8% PJ and Gr 4: 10% PJ.

Table 2. Comparison of biochemical attributes of liquid stored Teressa goat semen following preservation with pomegranate juice (0, 6%, 8% and 10% PJ (v/v) (Mean $\pm$ SE)

Total Cholesterol (μg/10^8 sperm)					
	30 min	12 h	24 h	48 h	60 h	72 h
Gr 1	26.99±0.88[aA]	18.62±0.99[aB]	14.65±0.89[aC]	11.73±0.73[aD]	8.52±0.64[aE]	5.45±0.66[aF]
Gr 2	26.99±0.88[aA]	21.54±1.06[bcB]	17.52±1.03[bC]	12.32±0.94[aD]	9.37±0.98[aE]	6.37±0.79[aF]
Gr 3	26.99±0.88[aA]	24.12±1.12[cB]	21.15±0.74[cC]	17.18±1.12[bD]	13.24±0.70[bE]	10.32±0.95[bF]
Gr 4	26.99±0.88[aA]	21.12±0.94[abB]	18.45±0.92[bcB]	12.62±1.04[aC]	8.78±1.01[aD]	7.87±0.93[aD]

Total antioxidant capacity (mM/L)					
	30 min	12 h	24 h	48 h	60 h	72 h
Gr 1	1.34±0.06[aA]	0.82±0.07[aB]	0.68±0.06[aBC]	0.56±0.07[aCD]	0.42±0.04[aDE]	0.35±0.05[aE]
Gr 2	1.34±0.06[aA]	0.89±0.08[aB]	0.79±0.07[abBC]	0.64±0.06[abCD]	0.55±0.07[abDE]	0.42±0.07[abE]
Gr 3	1.34±0.06[aA]	1.22±0.06[bB]	0.91±0.08[bC]	0.76±0.04[bCD]	0.66±0.05[bDE]	0.53±0.08[bE]
Gr 4	1.34±0.06[aA]	0.81±0.05[aB]	0.71±0.05[abBC]	0.57±0.05[aCD]	0.45±0.08[aDE]	0.36±0.06[aE]

Malondialdehyde (nM/10^8 sperm)					
	30 min	12 h	24 h	48 h	60 h	72 h
Gr 1	2.19±0.03[aA]	2.80±0.20[bB]	3.36±0.14[cC]	3.78±0.14[cD]	4.51±0.16[cE]	4.87±0.13[cF]
Gr 2	2.19±0.03[aA]	2.44±0.03[abB]	2.79±0.04[bC]	3.42±0.05[bD]	3.65±0.03[bE]	4.12±0.07[bF]
Gr 3	2.19±0.03[aA]	2.23±0.04[aB]	2.37±0.06[aC]	2.65±0.04[aD]	3.42±0.05[aE]	3.64±0.04[aE]
Gr 4	2.19±0.03[aA]	2.32±0.03[abB]	2.63±0.05[bC]	3.24±0.06[bD]	3.94±0.04[bE]	3.89±0.06[bF]

Aspartate amino transferase (U/L)					
	30 min	12 h	24 h	48 h	60 h	72 h
Gr 1	43.26±1.35[aA]	67.43±0.95[cB]	82.14±0.82[dC]	91.15±0.74[dD]	101.25±0.76[dE]	111.65±1.21[dF]
Gr 2	43.26±1.35[aA]	62.15±1.11[bB]	72.33±0.45[bC]	79.23±0.54[bD]	81.72±0.43[bE]	89.67±0.48[bF]
Gr 3	43.26±1.35[aA]	55.34±0.84[aB]	67.46±0.73[aC]	70.54±0.47[aD]	76.83±0.44[aE]	79.14±0.56[aF]
Gr 4	43.26±1.35[aA]	66.14±1.23[cB]	79.67±0.57[cC]	82.76±0.66[cD]	89.12±0.57[cE]	96.35±0.60[cF]

Alanine amino transferase (U/L)					
	30 min	12 h	24 h	48 h	60 h	72 h
Gr 1	15.34±0.34[aA]	21.65±0.32[dB]	24.27±0.23[dC]	29.17±0.39[dD]	36.72±0.28[cE]	42.21±0.80[dF]
Gr 2	15.34±0.34[aA]	19.34±0.10[bB]	21.43±0.14[bC]	24.12±0.35[bD]	28.33±0.36[bE]	31.43±0.68[bF]
Gr 3	15.34±0.34[aA]	15.29±0.21[aB]	16.35±0.37[aC]	17.61±0.48[aD]	20.56±0.52[aE]	25.22±0.39[aE]
Gr 4	15.34±0.34[aA]	20.87±0.24[cB]	23.26±0.48[cC]	26.63±0.33[cD]	29.15±0.45[bE]	31.53±0.49[cF]

Lactate dehydrogenase (U/L)					
	30 min	12 h	24 h	48 h	60 h	72 h
Gr 1	215.94±3.10[aA]	276.53±2.60[cB]	307.33±2.53[dC]	344.76±2.50[cD]	382.33±2.76[cE]	438.23±2.76[dF]
Gr 2	215.94±3.10[aA]	266.32±2.35[bB]	281.57±2.43[bC]	328.54±3.47[bD]	362.43±3.21[bE]	389.98±3.12[bF]
Gr 3	215.94±3.10[aA]	245.74±2.72[aB]	268.76±2.75[aC]	292.32±2.48[aD]	317.34±4.00[aE]	364.76±2.65[aF]
Gr 4	215.94±3.10[aA]	263.76±2.88[bB]	297.43±3.84[cC]	341.57±2.54[cD]	382.43±3.11[cE]	408.86±3.48[cF]

Means bearing different superscripts within rows (A, B, C, D, E and F) and columns (a, b, c and d) differ significantly ($P < 0.05$), n = 25. Gr 1: Control, Gr 2: 6% PJ, Gr 3: 8% PJ and Gr 4: 10% PJ.

Capítulo 2

Tinospora cordifolia na conservação do sémen de pequenos ruminantes

PERUMAL PONRAJ

ICAR - Instituto Central de Investigação Agrícola das Ilhas, Port Blair-744105, Ilhas Andaman e Nicobar, Índia

RESUMO

Avaliou-se o efeito do extrato do caule de *T. cordifolia* (Guduchi) no extensor de sémen sobre os parâmetros de qualidade do sémen de um macho da raça Teressa. Foi selecionado para o estudo um total de 25 amostras de sémen de seis patos. Espermatozóides de 150×10^6 foram incubados em 100, 300 e 500 µg de extrato de caule como Gr II, III e IV, respetivamente. As amostras de sémen líquido armazenado foram analisadas quanto à motilidade, viabilidade, anomalia total dos espermatozóides, membrana plasmática, integridades acrossomal e nuclear, enzimas intracelulares (aspartato aminotransferase; AST, alanina aminotransferase; ALT e lactato desidrogenase; LDH), efluxo de colesterol, capacidade antioxidante total seminal (TAC) e malondialdeído (MDA) em comparação com o grupo de controlo (Gr I) durante 72 h. Os resultados revelaram que o sémen tratado com extrato do caule (300 µg/150×10^6 espermatozóides) tinha uma motilidade significativamente (*P<0,05*) mais elevada, viabilidade, membrana plasmática, integridades acrossomal e nuclear e TAC e tinha significativamente (*P<0,05*) menos anomalias totais dos espermatozóides, AST, ALT, LDH, MDA e efluxo de colesterol em comparação com os de outros grupos tratados com Guduchi e de controlo em diferentes horas de armazenamento líquido. Os parâmetros de qualidade do sémen e os antioxidantes estavam a mostrar uma tendência crescente e as anomalias totais do esperma, MDA, fuga de enzimas intracelulares e efluxo de colesterol estavam a mostrar uma tendência decrescente do Gr I ao Gr III e depois tendências opostas do Gr III ao Gr IV em diferentes horas de armazenamento líquido. Assim, 300 µg de extrato de caule/150×10^6 espermatozóides foram a dose adequada para a preservação de sémen líquido em cabras Teressa.

Palavras-chave: *Tinospora cordifolia*, Guduchi, sémen, cabra Teressa, Ilhas Andaman e Nicobar

Introdução

A cabra Teressa é uma raça caprina única, ameaçada de extinção, dos grupos de ilhas Nicobar das ilhas Andaman e Nicobar, na Índia, e necessita imediatamente de maior atenção para a sua conservação *in-situ/ex-situ* (Jeyakumar *et al.* 2020). O desempenho reprodutivo e a produtividade da cabra Teressa diminuem drasticamente durante os meses secos do verão. O recenseamento do gado do Governo da Índia revelou que a população de cabras diminuiu de 2007 a 2019 (4,25 %) nas ilhas Andaman e Nicobar devido a várias razões, incluindo a consanguinidade intensiva, a falta de reprodutores adequados e a gestão da reprodução.

O armazenamento frio ou líquido do esperma é usado para retardar o metabolismo e manter o esperma viável por um longo período de tempo. Usando um extensor à base de tris-egg yolk-glicerol, o sêmen fresco de cabra foi armazenado efetivamente a 5 ° C por sete dias (El-Battawy 2019). Mas durante todo o longo tempo de armazenamento, a qualidade do esperma se deteriorou. O radical do ânion superóxido (O_2 -) e o peróxido de hidrogênio ($H\,O_{22}$), que são produzidos pelos elementos celulares do sêmen, são espécies reativas de oxigênio (ROS) que desempenham um papel nessa diminuição (Perumal *et al.* 2011). A peroxidação lipídica tem uma série de impactos negativos, incluindo a perda permanente de motilidade, danos ao DNA do esperma e menor fertilidade (Perumal *et al.* 2011). A fim de aumentar a motilidade, a viabilidade e a integridade da membrana dos espermatozóides, também foram realizados estudos sobre diluentes de sémen caprino, que contêm aditivos como taurina, trealose, selénio, glutationa, glutationa peroxidase, catalase, superóxido dismutase e compostos surfactantes (Uysal *et al.* 2005).

O arbusto trepador grande, glabro e de folha caduca *T. cordifolia* é nativo das regiões tropicais e subtropicais do subcontinente indiano. Alcalóides, esteróides, glicosídeos, fenólicos, compostos alifáticos e polissacáridos estão todos presentes na Guduchi (Meshram *et al.* 2013) que possuem propriedades antioxidantes (Singh *et al.* 2005). O Guduchi reduz as espécies reactivas de oxigénio (ROS) e as espécies reactivas de azoto (RNS), uma vez que possui uma variedade de características e actividades antioxidantes (Veena *et al.* 2002). De acordo com Upadhyay *et al.* (2014), o extrato etanólico da casca do caule de Guduchi em pó demonstrou visivelmente o maior potencial antioxidante. O extrato do caule de Guduchi contém quantidades significativas ou substanciais de vitamina C (41,36 mg/g de extrato) e glutatião (6,86 mg/g de extrato), ambos potentes agentes de quebra da cadeia de peroxidação lipídica para destruir os radicais livres e as ROS (Ng *et al.* 2000). Como resultado, o Guduchi gere a carga oxidativa regulando a concentração de ácidos ascórbicos, glutatião e o processo de peroxidação lipídica (Jayaprakash *et al.* 2015). Ao inibir as moléculas oxidativas, o extrato de caule de Guduchi demonstra radicais livres ou ação de eliminação de ROS (Xavier *et al.* 2018). O pó do caule de Guduchi ou o seu extrato também preserva os espermatozóides e melhora a espermatogénese em animais suplementados, aumentando o teor de colesterol total e antioxidantes (superóxido dismutase e catalase) no plasma seminal (Jayaganthan *et al.* 2013). O Guduchi é utilizado como suplemento alimentar em espécies animais (Jayaganthan *et al.* 2013) e como aditivo em extensores de sémen (Bajia *et al.* 2022, Prashant *et al.* 2023). No entanto, há apenas uma quantidade limitada de pesquisas sobre os efeitos de *T. cordifolia* em extensores de sêmen nos parâmetros de qualidade do sêmen e sua preservabilidade em espécies caprinas. Por conseguinte, o presente estudo colocou a hipótese de que a inclusão do extrato do caule de Guduchi poderia melhorar os parâmetros de qualidade do sémen *in-vitro* e os antioxidantes seminais e reduzir a fuga de enzimas intracelulares e o efluxo de colesterol no sémen de Teressa buck das Ilhas Andaman e Nicobar.

MATERIAIS E MÉTODOS

Localização do estudo

O ICAR-AICRP on Goat Improvement, ICAR-Central Island Agricultural Research Institute (ICAR-CIARI), Port Blair, Ilhas Andaman e Nicobar, Índia, situado entre 6°45 e 13°41 de latitude norte e 92°12 e 93°57 de longitude leste, foi o local do presente estudo. Esta experiência foi realizada no pico da estação das chuvas, ou seja, nos meses de julho (precipitação: 583,30 mm, THI: 82,87, hora de luz: 3,50 h) e agosto (precipitação: 622,20 mm, THI: 82,05, hora de luz: 4,17 h) nas ilhas Andaman e Nicobar, na Índia.

Animais de laboratório

Foram seleccionados para esta experiência seis (n=6) indivíduos saudáveis com um índice de condição corporal de 2,5 a 3,5 (boa condição). Foram seleccionados para a experiência cabritos da raça Teressa com três a quatro anos de idade, pesando 34 a 36 kg. As cabras da raça Teressa eram mantidas num sistema semi-intensivo que lhes permitia o acesso à pastagem natural das 7:00 às 12:00 horas e as mantinha no pavilhão durante o resto do dia. Os animais foram mantidos sob práticas de maneio uniformes, de acordo com o programa da exploração. De acordo com o programa da exploração, foram efectuados procedimentos gerais de desparasitação, vacinação, prevenção de doenças, corte dos pêlos do pénis e aparo das patas.

Preparação do extensor de sémen

O extensor de sémen Tris-frutose-citrato-gema de ovo (TFCE) utilizado neste estudo continha Tris: 2,4 g, frutose: 1 g, ácido cítrico: 1,4 g, gema de ovo fresca: 20 mL, estreptomicina: 100 mg/mL e penicilina G sódica: 100 µg/mL e água bidestilada até 100 mL. O extrato do caule de *T. cordifolia* foi adquirido sob a forma de pó seco (extrato seco; 10:1; extraído em álcool a 50 % v/v) a um fornecedor local de medicamentos à base de plantas (Amsar private limited, Indore, Madhya Pradesh, Índia). O extensor de sémen foi dividido em quatro alíquotas iguais e as diferentes concentrações de extrato de caule (Gr I: 0, Gr II: 100, Gr III: 300 e Gr IV: 500 µg por ml de extensor) foram adicionadas e misturadas cuidadosamente com um agitador magnético durante 15 minutos, filtradas e depois colocadas num banho de água (37 °C). As amostras de sêmen foram estendidas lentamente com o uso do extrato de caule incluído no extensor TFCE (concentração final de 150×10^6 espermatozóides por mL). Assim, esses grupos experimentais tiveram diferentes concentrações de extrato de caule em 150×10^6 espermatozóides. O extensor para o grupo de controlo (Gr I) não continha extrato de caule.

Recolha de sémen

Os ejaculados de sémen foram recolhidos de cada macho duas vezes por semana, entre as 6h00 e as 7h30 da manhã, utilizando um método normalizado de vagina artificial. Foram recolhidos dois ejaculados de cada macho, com um intervalo de uma hora entre eles. Estes ejaculados foram colocados num banho de água (37 °C) imediatamente após a colheita do sémen e testados quanto às características de rotina da qualidade do sémen, tais como o volume, a cor, o pH, a concentração de esperma e a atividade da massa. Os ejaculados com uma ampla gama de pH, padrões de cor estranhos ou uma pequena quantidade foram rejeitados, enquanto os restantes ejaculados foram inspeccionados e processados para investigação futura. Os ejaculados foram testados para parâmetros seminais de rotina e aceites para avaliação depois de cumprirem as normas do Protocolo Padrão Mínimo (PMP), tais como concentração: >2,5 × 10^9 espermatozóides/mL; atividade de massa: >3+, motilidade individual: >70%, e anormalidade geral não superior a 10%. Seguindo a metodologia de seleção acima descrita, foram escolhidos 50 de 72 ejaculados (6 patos x 12 ejaculados). Na sequência das avaliações preliminares, dois ejaculados sucessivos do mesmo macho (doravante designados por "amostra", n = 25) foram agrupados e tratados com uma diluição inicial dupla com um extensor de gema de ovo Tris-frutose-citrato específico para caprinos, previamente aquecido (37 °C). Assim, 50 ejaculados escolhidos foram agrupados a partir de 72 colheitas originais para fornecer 25 amostras para a experiência. As amostras parcialmente diluídas foram transportadas para o laboratório num frasco isolado cheio de água quente (37 °C) para processamento posterior. As amostras de esperma diluídas foram retidas em tubos de vidro e arrefecidas de 37 para 5°C a uma taxa de 0,2-0,3°C/min, sendo depois mantidas a 5°C durante toda a experiência. As características da qualidade do esperma foram testadas após 30 minutos, 12 horas, 24 horas, 48 horas, 60 horas e 72 horas.

Avaliação do sémen

Os parâmetros seminais, nomeadamente a motilidade dos espermatozoides (Perumal *et al.* 2011), a viabilidade e as anomalias morfológicas totais dos espermatozoides através da coloração com Eosina-Nigrosina (Agarwal *et al.* 2016), a integridade acrossomal através da coloração com Giemsa (Selvaraju *et al.* 2008) e a integridade da membrana plasmática através do teste de dilatação hipo-osmótica (Nur *et al.* 2011) e a integridade nuclear através da técnica de coloração de Feulgen (Barth e Oko 1989) foram determinados com procedimentos normalizados.

Ensaios bioquímicos

Uma alíquota de sémen de cada amostra foi centrifugada a 3000 × g durante 15 minutos a 4°C; os pellets de esperma foram separados e lavados por ressuspensão em tampão fosfato salino (PBS) e centrifugados (três vezes). Uma gota de plasma seminal foi examinada num microscópio de alta potência para verificar se não continha espermatozóides. Os espermatozóides foram adicionados a 1 mL de água desionizada após a centrifugação final, congelados e mantidos a -80°C para análise posterior. A concentração de espermatozóides foi avaliada no momento da estimativa e depois rediluída para incluir 150 milhões de células por mL. O MDA e o colesterol total foram medidos nos espermatozóides, enquanto AST, ALT, LDH e TAC foram avaliados no plasma seminal.

O nível de peroxidação lipídica dos espermatozóides foi medido através da determinação da produção de malondialdeído (MDA) usando ácido tiobarbitúrico (TBA) de acordo com o método de Suleiman *et al.* (1996). Os antioxidantes no plasma seminal (mM/L) foram estimados pelo kit de ensaio colorimétrico TAC (709001; Cayman Chemical Co., EUA) de acordo com as directrizes do fabricante. O conteúdo de colesterol nos espermatozóides foi estimado com o uso do kit de ensaio de colesterol (Span Diagnostics Ltd., Índia), e os resultados foram expressos como µg de colesterol/10^8 espermatozóides. As actividades de enzimas intracelulares, como AST, ALT e LDH, foram estimadas no plasma seminal com um kit de ensaio (Span Diagnostics Ltd., Índia).

Análise estatística

Para determinar qualquer possível diferença nos parâmetros experimentais observados em relação ao tratamento e aos períodos de armazenamento líquido (controlo e tratamentos e diferentes horas de armazenamento), foi aplicada uma ANOVA de duas vias utilizando o software de análise estatística (SAS, versão 9.3.1; SAS Institute, Inc., Cary, NC, 2011) e, para comparação múltipla, foi aplicado o teste de intervalo múltiplo de Duncan. Os valores médios foram expressos como média ± SEM. As diferenças foram consideradas significativas se *P<0,05*.

RESULTADOS

O presente estudo revelou que o sémen de cabra Teressa era maioritariamente de cor branca cremosa, com um volume médio de 0,92 ± 0,23 ml, atividade de massa de 3,75 ± 0,05, pH de 6,88 ± 0,04, concentração de 3,74 ± 0,07 $\times 10^9$ espermatozóides por ml, motilidade de

86,16 $\pm$ 1,62%, viabilidade de 87,32 $\pm$ 0,93%, anomalia total de espermatozóides de 6.26$\pm$0,16%, integridade acrossomal de 88,79$\pm$1,10%, integridade da membrana plasmática de 87,60$\pm$1,36%, integridade nuclear de 86,22$\pm$0,67%, TAC de 1,34$\pm$0,06 mM/L, MDA de 2.19$\pm$0,03 nM/10^8 espermatozóides, colesterol total de 26,99$\pm$0,88 µg/10^8 espermatozóides, AST de 43,26$\pm$1,35 U/L, ALT de 15,34$\pm$0,34 U/L e LDH de 215,94$\pm$3,10 U/L. Os resultados revelaram que o sémen tratado com 300 µg de extrato do caule /150×10^6 espermatozóides tinha significativamente (p < 0,05) maior motilidade, viabilidade, membrana plasmática, integridades acrossomal e nuclear e TAC e tinha significativamente (p < 0,05) menores anomalias espermáticas totais, fuga de AST, ALT e LDH, MDA e efluxo de colesterol em comparação com os dos grupos de controlo, 100 e 500 µg tratados em diferentes horas de armazenamento líquido (Tabela 1 e Tabela 2). Além disso, estes parâmetros de qualidade do sémen e os antioxidantes mostraram uma tendência crescente e a anomalia total dos espermatozóides, o MDA, a fuga de enzimas intracelulares e o efluxo de colesterol mostraram uma tendência decrescente do Gr I para o Gr III e depois tendências opostas do Gr III para o Gr IV em diferentes horas de armazenamento líquido. Assim, 300 µg/150×10^6 espermatozóides foram a dose óptima ou adequada para a preservação de sémen líquido em sémen de pato Teressa. Além disso, o extrato do caule a 100 e 500 µg por mL foram inferiores em comparação com o tratamento de 300 µg/mL para essas características do sêmen, e houve uma diferença significativa ($\square$< 0,05) entre o extrato de Guduchi a 100 e 500 µg/mL para essas respostas. Foi óbvio a partir dos dados deste experimento que a adição de extrato de caule especialmente a 300 µg/150×10^6 espermatozóides ao diluente de sêmen resultou em melhoria significativa na qualidade do sêmen, atividade antioxidante e redução do efluxo de colesterol, vazamento de enzimas intracelulares e produção de

MDA no sêmen caprino armazenado *in vitro* a 5°C por 30 min, 12 h, 24 h, 48 h, 60 h e 72 h.

DISCUSSÃO

O Guduchi tem efeitos positivos nos índices de qualidade do sémen *in-vitro* e na fertilidade em muitas espécies animais como fonte alimentar (Jayaganthan *et al.* 2013) e como ingrediente em extensores de sémen (Bajia *et al.* 2022, Prashant *et al.* 2023). O Guduchi é um adaptogénio, uma vez que aumenta a resiliência do corpo a stressores biológicos, químicos e físicos e também aumenta a vitalidade e os níveis de energia. Tem efeitos significativos nos sistemas corporais e no sistema reprodutivo (Veena *et al.*, 2002, Jayaganthan *et al.* 2013, Bajia *et al.* 2022, Prashant *et al.* 2023, Wesley *et al.* 2008), Guduchi melhorou os parâmetros reprodutivos em animais machos. *A T. cordifolia* tem um efeito significativo na produção de sémen e nos seus perfis de qualidade (Jayaganthan *et al.* 2013, Bajia *et al.* 2022, Prashant *et al.* 2023, Sharma *et al.* 2011). O presente trabalho, contudo, foi o primeiro a descrever a utilização do extrato do caule de *T. cordifolia* como aditivo de sémen na conservação de sémen líquido em cabras Teressa. Dois estudos que foram realizados em espécies ovinas e bovinas por Bajia *et al.* (2022) e Prashant *et al.* (2023); não houve investigação sobre a suplementação do extrato do caule de Guduchi no extensor de sémen sobre os parâmetros seminais, antioxidantes seminais e fuga de enzimas intracelulares em espécies de gado. Faltaram estudos semelhantes em Teressa buck. No presente estudo, os extensores de sémen que contêm 300 µg de extrato de caule de Guduchi por $150×10^6$ espermatozóides melhoraram significativamente os parâmetros de qualidade do sémen no pato Teressa. A presença de vários ingredientes bioactivos contribui para as propriedades protectoras da *T.*

cordifolia (Ghosal e Vishwakarma 1997). Estas substâncias protegem o esperma através de uma variedade de métodos, incluindo uma ação antioxidante. A Guduchi também aumenta os níveis de antioxidantes e reduz os níveis de radicais livres (Rawal *et al.* 2004), o que aumenta a capacidade dos espermatozóides de fertilizar os óvulos e promove a fertilidade. Além disso, estes elementos químicos salvaguardam a estrutura do citoesqueleto dos flagelos dos espermatozóides, preservam a integridade das membranas plasmáticas dos espermatozóides e da membrana mitocondrial e têm uma ação adaptogénica (Rawal *et al.* 2004, Singh *et al.* 2005). Quando combinados, os alcalóides da *T. cordifolia* têm uma ação antioxidante sinérgica que diminui o stress que as ROS induzidas podem causar aos espermatozóides durante a conservação (Ng *et al.* 2000). O extrato do caule de *T. cordifolia* contém uma quantidade considerável de vitamina C (41,36 mg/g de extrato) e glutatião (6,86 mg/g de extrato), ambos agentes eficazes de quebra da cadeia de peroxidação lipídica e que eliminam diretamente uma vasta gama de radicais livres (Jayaprakash *et al.* 2015). Ao controlar o processo de peroxidação lipídica e o nível de glutatião, *a T. cordifolia* afecta os muitos sistemas enzimáticos que, por sua vez, regulam a formação de ROS e mantêm a carga oxidativa (Jayaprakash *et al.* 2015). O extrato do caule inibe as moléculas oxidativas para exibir a sua ação de eliminação de radicais livres (Xavier *et al.* 2018). Através de propriedades antioxidantes putativas e de uma interação sinérgica com outros antioxidantes, *a T. cordifolia* reduz a produção de ROS. Como resultado, os níveis de antioxidantes foram mais elevados e os níveis de ROS foram mais baixos na presente investigação. Além disso, o extrato de caule de *T. cordifolia* obtido através da utilização de extração etanólica tem uma solubilidade mais elevada (Rani *et al.* 2015) e este extrato de caule contém uma concentração mais elevada de ácidos ascórbicos e glutatião reduzido, alcalóides e compostos fenólicos (Ng *et al.* 2000, Suvitha *et al.* 2021); estes compostos actuam como potenciais antioxidantes e têm uma solubilidade mais elevada. O extensor dissolveu rapidamente o extrato etanólico do caule, o que libertou o seu poder antioxidante e melhorou a capacidade dos antioxidantes para realizarem o seu trabalho. Como resultado, o teor de antioxidantes na investigação foi maior no início do período de armazenamento. As capacidades antioxidantes melhoradas de Guduchi e o menor impacto das ROS nas membranas plasmáticas dos espermatozóides podem ser a causa do aumento da vitalidade dos espermatozóides (Kumar *et al.* 2018). De acordo com Kumar *et al.* (2018), as atividades antioxidantes mais altas do extrato etanólico de *T. cordifolia* podem ser a causa dessa melhoria na viabilidade, reduzindo o impacto das ROS nas membranas plasmáticas dos espermatozóides. Além disso, reduz os níveis de cálcio no plasma seminal (Santhrani e Lavanya 2012). O stress oxidativo é uma das principais causas da infertilidade masculina e provoca danos e fragmentação do ADN nos espermatozóides. Nos machos de cabra Teressa, a suplementação com Guduchi reduziu a fragmentação do ADN ou os danos nucleares. Assim, previne a capacitação prematura e a reação acrosomal. Por conseguinte, observou-se uma maior qualidade do sémen no sémen tratado com extrato de Guduchi.

As membranas plasmáticas dos espermatozóides de mamíferos são altamente poliinsaturadas, o que as torna susceptíveis aos peróxidos lipídicos que, em última análise, causam a degradação da função espermática devido à diminuição da motilidade, ao aumento dos danos no ADN dos espermatozóides e à diminuição da fertilidade (Perumal *et al.* 2018). Os sistemas antioxidantes do plasma seminal e dos espermatozoides são prejudicados ao longo da fase de processamento do sémen (Xavier *et al.* 2018, Jayaganthan *et al.* 2013, Perumal *et al.* 2018).

Devido à diluição do sémen com extensor e ao aumento da formação de moléculas de espécies reativas de oxigénio durante o processo de conservação líquida, a concentração de antioxidantes diminui (Kumar *et al.* 2011). Como um mecanismo de defesa contra a peroxidação lipídica no esperma e no sémen, foram descritos sistemas antioxidantes naturais e artificiais (Shoae e Zamiri 2008). Os antioxidantes exógenos e os antioxidantes endógenos que trabalham em conjunto podem, assim, reduzir os efeitos do stress oxidativo durante a preservação do esperma e, ao mesmo tempo, melhorar a qualidade do sémen líquido e criopreservado. De acordo com o estudo atual, a Guduchi aumentou a biodisponibilidade de antioxidantes como o TAC, protegendo e aumentando a sua disponibilidade. Ao atuar potencialmente como antioxidante e ao trabalhar em conjunto com outros antioxidantes já utilizados, a Guduchi reduz a produção de radicais livres e de ROS. Como resultado, no estudo, o sémen de pato tratado com Guduchi, o nível de antioxidantes aumentou e o MDA reduziu. De acordo com os resultados do estudo atual, o extrato de caule de Guduchi aumentou a quantidade de antioxidantes e reduziu a quantidade de radicais livres no sémen de pato de cabra Teressa (Rawal *et al.* 2004).

A concentração das enzimas do plasma seminal (AST, ALT e LDH) é essencial para o metabolismo e a função do esperma (Perumal *et al.* 2015). Estas enzimas intracelulares no plasma seminal são um indicador fiável da qualidade do esperma devido à sua ligação à integridade da membrana do esperma (Pesch *et al.* 2006). Uma maior quantidade de enzimas intracelulares está presente no fluido extracelular como resultado de danos na membrana do esperma e o simples vazamento de enzimas de espermatozóides danificados (Perumal *et al.* 2016). A ligação entre enzimas intracelulares e motilidade, motilidade progressiva e espermatozóides vivos foi descrita por Pesch *et al.* (2006). Observou-se que a membrana acrossomal, a membrana plasmática, a membrana mitocondrial e os flagelos dos espermatozóides foram todos preservados pelo extrato do caule de *T. cordifolia* no presente estudo. Como resultado, comparado com o sémen do grupo de controlo não tratado, o sémen tratado com extrato de caule tinha níveis mais baixos de enzimas intracelulares.

A qualidade do sémen é afetada pelo extrato do caule de *T. cordifolia de* uma forma dependente da dose (Sharma *et al.* 2011). Um excesso de antioxidante no extensor de sémen causou uma fluidez da membrana plasmática acima do nível desejado, de acordo com o relatório de Shoae e Zamiri (2008), o que tornou o esperma mais vulnerável à destruição acrosomal e a danos na membrana plasmática. Além disso, a quantidade de antioxidante fornecida ao extensor precisa ser avaliada, uma vez que altas doses de antioxidante podem prejudicar os espermatozóides devido a mudanças no estado fisiológico do extensor. Maior viscosidade do diluente, maior quantidade de detritos no diluente, menor pressão osmótica do diluente, diminuição da integridade funcional do acrossoma e da membrana plasmática, maior suplementação de antioxidantes que não inibe a produção de ROS e concomitantemente aumenta os danos aos espermatozóides, e um excesso de antioxidantes que perturba o equilíbrio entre radicais livres e antioxidantes são algumas alterações potenciais no estado fisiológico do extensor (Rahal *et al.* 2014, Lv *et al.* 2019). Assim, uma concentração maior do que a ideal ou limiar de aditivos, antioxidantes ou extratos de ervas altera o estado fisiológico do extensor e causa destruição de espermatozóides, efeitos negativos nos parâmetros seminais e infertilidade. Na cabra, a taxa de sobrevivência dos espermatozóides aumenta à medida que a quantidade de antioxidante dada ao extensor aumenta do controlo para o ótimo e depois diminui à medida que o nível de antioxidante aumenta. No entanto, uma dosagem de antioxidante mais elevada do que o necessário revelou-se prejudicial para os espermatozóides (Perumal *et al.* 2015). No presente estudo, os espermatozóides tratados com extractos de caule (100, 300 e 500 μg/150×10⁶ espermatozóides) mostraram um efeito favorável substancial em comparação com os do grupo de controlo não tratado. No entanto, 300 μg de extrato de caule/150×10⁶ espermatozóides no extensor de sémen mostraram um efeito benéfico significativamente maior em comparação com 100 e 500 μg; isto implica que os 500 μg foram sobredosados e tóxicos para os espermatozóides e 100 μg foi uma dose insuficiente em comparação com 300 μg. Assim, 300 μg foi a dose óptima ou adequada para a conservação líquida do sémen de cabra Teressa. A qualidade superior do sémen do carneiro e do touro devido à inclusão do extrato do caule de Guduchi foi previamente documentada sob a forma de motilidade e membrana acrossomal intacta (Bajia *et al.* 2022, Prashant *et al.* 2023). A maior percentagem de membrana plasmática intacta e membrana acrossomal de espermatozóides obtida no presente estudo em 300 μg de extrato de caule/150×10⁶ espermatozóides tratados com sémen; portanto, esta amostra de sémen tratada com extrato de caule tinha maior motilidade. É difícil comparar os resultados do presente estudo com os de estudos anteriores devido a diferenças nos protocolos de preservação, nas formulações de extensores entre laboratórios, no tempo de adição/exposição de esperma com extrato de caule, na concentração de extractos de caule, entre espécies, em diferentes métodos de ensaio, em espécies experimentais e na variação individual dos animais.

CONCLUSÃO

O presente estudo concluiu que a adição de 300 µg de extrato do caule *de T. cordifolia* por 150×10^6 espermatozóides ao extensor de sémen reduziu o stress físico e oxidativo, aumentou os níveis de antioxidantes, melhorou os parâmetros de qualidade do sémen e diminuiu a fuga de enzimas e a formação de radicais livres no sémen de um bode Teressa. Apesar dos resultados positivos, presume-se que as células de esperma tratadas com extrato de caule de Guduchi mostrarão um melhor nível de potencial de fertilização em estudos de fertilidade *in-vitro* ou *in-vivo* com uma taxa mais elevada de gravidez no campo. A fim de confirmar os resultados actuais e estabelecer definitivamente os efeitos benéficos da suplementação com Guduchi para o armazenamento líquido e a criopreservação do sémen de cabras Teressa no ecossistema insular tropical húmido das Ilhas Andaman e Nicobar, é necessária mais investigação sobre o efeito de diferentes dosagens de extrato de caule de Guduchi no extensor de sémen em ensaios de fertilidade in *vitro* e *in vivo*.

REFERÊNCIAS

Agarwal A, Gupta S e Sharma R. 2016. Procedimento de coloração com Eosina-Nigrosina. In: Agarwal A, Gupta S, Sharma R. (Eds.), Andrological evaluation of male infertility. Springer. https://doi.org/10.1007/978-3-319-26797-5_8

Bajia N P, Burdak S, Yadav S P, Anand K, Makawana P, Priyanka e Bhalothi S. 2022. Efeito da suplementação do extrato etanólico de giloy (*Tinospora cordifolia*) ao extensor de sémen de carneiro na anormalidade do esperma no sémen refrigerado. *Jornal de Inovação Farmacêutica* **11**(7): 3361-3365.

Barth A D e Oko R J. 1989. Preparação do sémen para exame morfológico. In: Morfologia anormal de espermatozóides bovinos. Ames, IA: Iowa State University Press. pp. 8-18.

El-Battawy K A. 2019. Preservação do sémen de cabra a 5°C com ênfase na sua congelabilidade e no impacto da melatonina. *Revista Internacional de Investigação em Ciências Veterinárias* **5**(2): 0355-0358.

Ghosal S e Vishwakarma R A. 1997. Tinocordiside, um novo sesquiterpeno glicosídeo cadinano rearranjado de *Tinospora cordifolia*. *Journal of Natural Products* **60**: 839-841.

Jayaganthan P, Perumal P, Balamurugan T C, Verma R P, Singh L P, Pattanaik A K e Kataria M. 2013. Efeitos da suplementação de *Tinospora cordifolia* na qualidade do sémen e no perfil hormonal em carneiros. *Animal Reproduction Science* **140**(1-2): 47-53.

Jayaprakash R, Ramesh V, Sridhar M P e Sasikala C. 2015. Atividade antioxidante do extrato etanólico de *Tinospora cordifolia* no cancro do fígado induzido por N-nitrosodietilamina (dietil nitrosamina) em ratos albinos machos Wister. *Jornal de Farmácia e Ciências Bioaliadas* **7**(S1): 40-45.

Jeyakumar S, Sunder J, Yadav S P, De A K, Kundu A, Kundu M S e Sujatha T. 2020. Estimativa da diversidade genética entre a população de cabras Teressa das ilhas A e N utilizando marcadores de microssatélites. *Indian Journal of Animal Research* **54**(12): 1465-1469.

Kumar R, Jagan Mohanarao G, Arvind A e Atreja S K. 2011. Genotoxicidade induzida por congelamento e descongelamento em espermatozóides de búfalo (Bubalus bubalis) em relação ao estado antioxidante total. *Relatórios de Biologia Molecular* **38**(3): 1499-1506.

Kumar V, Singh S, Singh A, Dixit A K, Srivastava B e Sidhu G K. 2018. Qualidades fitoquímicas, antioxidantes, antimicrobianas e de ligação a proteínas do extrato hidroetanólico de Tinospora cordifolia. *Jornal de Produtos Biologicamente Activos (Natureza)* **8**(3): 192-200.

Lv C, Larbi A, Wu G, Hong Q e Quan G. 2019. Melhorar a qualidade do sémen de cabra criopreservado com um extensor de touro comercial suplementado com resveratrol. *Ciência da Reprodução Animal* 208: 106-127.

Meshram A, Bhagyawant S, Gautam S e Shrivastava N. 2013. Papel potencial da Tinospora cordifolia em produtos farmacêuticos. *Jornal Mundial de Farmácia e Ciências Farmacêuticas* **2**(6): 4615-4625.

Ng T B, Liu F e Wang Z T. 2000. Antioxidant activity of natural products from plants. *Life Science* **66**: 709-713.

Nur Z, Seven-Cakmak S, Ustuner B, Cakmak I, Erturk M, Abramson C I, Sağirkaya H e Soylu M K. 2011. O uso do teste de inchaço hipo-osmótico, teste de água e coloração supravital na avaliação do esperma de zangão. *Apidologie* **43**(1): 31-38.

Perumal P, Chamuah J K, Nahak A K e Rajkhowa C. 2015. Efeito da melatonina no armazenamento líquido (5°C) do sémen com estudo retrospetivo da taxa de parto em diferentes estações do ano em Mithun (Bos frontalis). *Asian Pacific Journal of Reproduction* **4**(1): 1-12.

Perumal P, Chang S, Baruah K K e Srivastava N. 2018. A administração de melatonina exógena de liberação lenta modula, perfis de estresse oxidativo e capacidade de fertilização *in vitro* dos espermatozóides de mithun criopreservados. *Theriogenology* **120:** 79-90.

Perumal P, Selvaraju S, Selvakumar S, Barik A K, Mohanty D N, Das S, Das R K e Mishra P C. 2011. Effect of pre-freeze addition of cysteine hydrochloride and reduced glutathione in semen of crossbred jersey bulls on sperm parameters and conception rates. *Reprodução em animais domésticos* **46**(4): 636-641.

Pesch S, Bergmann M e Bostedt H. 2006. Determinação de algumas enzimas e macro e microelementos no plasma seminal de garanhões e suas correlações com a qualidade do sémen. *Theriogenology* **66**(2): 307-313.

Prashant, Tomar P, Rajoriya J S, Ojha B K, Singh A K, Deshpande D, Choubey P, Raje A, Mishra G K e Perumal P. 2023. *Tinospora cordifolia* modula os parâmetros seminais, a fuga de enzimas intracelulares e os antioxidantes seminais no sémen equilibrado e criopreservado de touros Sahiwal. *Reproduction in Domestic Animal* **58**(6): 793-801.

Rahal A, Kumar A, Singh V, Yadav B, Tiwari R, Chakraborty S e Dhama K. 2014. Stress oxidativo, prooxidantes e antioxidantes: a interação. *BioMed Research International* **2014:** 761264. doi: 10.1155/2014/761264

Rani J, Singh L, Singh H, Kapoor M e Singh G. 2015. Análise fitoquímica preliminar de diferentes extractos de solventes da folha e do caule de

Tinospora cordifolia. *Jornal Internacional de Fitoterapia* **5**(3): 124-128.

Rawal A K, Muddeshwar M G e Biswas S K. 2004. Rubia cordifolia, Fagonia cretica linn e *T. cordifolia* exercem neuroprotecção através da modulação do sistema antioxidante em fatias de hipocampo de ratos sujeitas a privação de oxigénio e glicose. *BMC Complementary Medicine and Therapies* **4**: 11.

Santhrani T e Lavanya Y. 2012. Efeitos benéficos da Tinospora cordifolia em ratos induzidos por dor ciática. *Revista Internacional de Investigação em Farmácia* **3**(5): 208-215.

Selvaraju S, Ravindra J P, Ghosh J, Gupta P S P e Suresh K P. 2008. Evaluation of sperm functional attributes in relation to in vitro sperm-zona pellucida binding ability and cleavage rate in assessing frozen thawed buffalo (*Bubalus bubalis*) semen quality. *Animal Reproduction Science* **106**: 311-321.

Sharma P, Parmar J, Sharma P, Verma P e Goyal P K. 2011. Lesão testicular induzida por radiação e sua melhoria pelo extrato de *Tinospora cordifolia* (uma planta medicinal indiana). *Medicina Complementar e Alternativa Baseada em Evidências* **2011**: 643847.

Shoae A e Zamiri M J. 2008. Effect of butylated hydroxytoluene on bull spermatozoa frozen in egg yolk-citrate extender. *Animal Reproduction Science* **104**(2-4): 414-418.

Singh N, Singh S M e Shrivastava P. 2005. Efeito de *T. cordifolia* na atividade antitumoral de células dendríticas derivadas de macrófagos associados a tumores. *Immunopharmacology and Immunotoxicology* **27**: 1-14.

Suleiman S A, Ali M E, Zaki Z M S, el-Malik E M e Nasr M A. 1996. Peroxidação lipídica e motilidade dos espermatozóides humanos: papel protetor da vitamina E. *Journal of Andrology* **17**(5): 530-537.

Suvitha S V, Yadav S G e Yadav C R. 2021. Papel de Guduchi na prevenção do stress oxidativo - uma revisão. *International Ayurvedic Medical Journal* 2021; http://www.iamj.in/posts/image s/upload/3113_3117.pdf

Upadhyay N, Ganie S A, Agnihotri R K e Sharma R. 2014. Atividade de eliminação de radicais livres de miers de *Tinospora cordifolia* (Willd.). *Jornal de Farmacognosia e Fitoquímica* **3**(2): 63-69.

Uysal O, Bucak M N, Yavas I, Varish O e Safa Gurcan I. 2005. Avaliação do esperma de carneiro congelado com várias concentrações de taurina. *Indian Veterinary Journal* **82**(10): 1059-61.

Veena R, Desai J P, Kamat E e Sainis K B. 2002. Um imunomodulador de *T. cordifolia* com atividade antioxidante em sistemas sem células. *Ciência Académica Indiana (Ciência Química)* **114**(6): 713-719.

Wesley J J, Christina A J e Chidambaranathan N. 2008. Efeito do extrato alcoólico de *Tinospora cordifolia* na inflamação aguda e sub-aguda. *Pharmacologyonline* **3**: 683-687.

Xavier A R, Deepanchakravarthi D e Balraj M. 2018. Estudo antioxidante *in vitro* de extratos de *Tinospora cordifolia* (Willd.) hook & Thoms. *Jornal Internacional de Pesquisa Farmacêutica e Farmacêutica (Humano)* **12**: 115-121.

Table 1. Comparison of quality parameters of liquid stored Teressa goat spermatozoa following preservation with Guduchi stem extract (0, 100, 300 and 500 µg stem extract/150×10^6 spermatozoa) (Mean ± SEM)

Total Motility					
	30 min	12 h	24 h	48 h	60 h	72 h
---	---	---	---	---	---	---
Gr 1	86.67±1.73[aA]	70.54±1.45[aB]	61.65±0.79[aC]	52.27±1.21[aD]	43.76±1.20[aE]	38.12±1.22[aF]
Gr 2	86.67±1.73[aA]	77.26±1.79[bB]	69.47±1.78[bC]	61.63±1.57[bD]	52.81±1.44[bE]	47.72±1.43[bF]
Gr 3	86.67±1.73[aA]	82.93±1.68[cAB]	78.78±1.67[cBC]	74.54±1.62[cC]	68.67±1.56[cD]	58.83±1.64[cE]
Gr 4	86.67±1.73[aA]	72.22±1.54[aB]	63.43±1.85[aC]	54.39±1.72[aD]	45.72±1.73[aE]	40.68±1.78[aF]

Viability					
	30 min	12 h	24 h	48 h	60 h	72 h
---	---	---	---	---	---	---
Gr 1	86.26±0.78[aA]	72.63±0.79[aB]	63.44±0.67[aC]	53.45±1.32[aD]	44.86±1.43[aE]	39.40±1.31[aF]
Gr 2	86.26±0.78[aA]	80.36±1.30[bB]	72.75±0.59[bC]	63.94±0.56[cD]	54.11±0.68[bE]	48.64±0.67[cF]
Gr 3	86.26±0.78[aA]	86.40±1.42[cA]	80.79±1.30[cB]	77.78±0.65[dC]	70.21±0.66[cD]	59.85±0.88[dE]
Gr 4	86.26±0.78[aA]	74.54±1.61[aB]	65.85±1.46[aC]	56.65±0.67[bD]	46.15±0.79[aE]	42.72±0.88[bF]

Total Sperm Abnormality					
	30 min	12 h	24 h	48 h	60 h	72 h
---	---	---	---	---	---	---
Gr 1	6.87±0.21[aA]	9.75±0.32[bB]	12.91±0.68[bC]	14.41±0.54[dD]	15.92±0.35[cE]	17.56±0.55[cF]
Gr 2	6.87±0.21[aA]	8.68±0.47[abB]	9.53±0.49[aB]	12.28±0.42[bC]	13.76±0.42[bD]	14.84±0.33[bD]
Gr 3	6.87±0.21[aA]	7.56±0.53[aB]	8.65±0.42[aC]	9.57±0.37[aC]	10.92±0.53[aD]	11.62±0.52[aD]
Gr 4	6.87±0.21[aA]	9.80±0.45[bB]	11.85±0.52[bC]	13.45±0.41[cD]	14.88±0.33[cE]	15.51±0.62[bE]

Acrosomal Integrity					
	30 min	12 h	24 h	48 h	60 h	72 h
---	---	---	---	---	---	---
Gr 1	86.93±1.41[aA]	73.62±1.12[aB]	65.31±1.21[aC]	54.08±0.79[aD]	47.83±1.20[aE]	42.03±1.41[aF]
Gr 2	86.93±1.41[aA]	81.53±0.57[bB]	74.29±0.59[bC]	64.22±0.68[bD]	56.34±1.22[bE]	49.48±0.76[bF]
Gr 3	86.93±1.41[aA]	87.48±0.68[cA]	81.62±1.30[cB]	77.37±0.89[cC]	71.48±1.43[cD]	56.35±0.84[cE]
Gr 4	86.93±1.41[aA]	75.34±0.59[aB]	66.43±1.41[aC]	56.56±1.20[aD]	49.62±1.53[aE]	44.61±0.67[aF]

Plasma membrane Integrity					
	30 min	12 h	24 h	48 h	60 h	72 h
---	---	---	---	---	---	---
Gr 1	86.53±1.63[aA]	71.93±1.21[aB]	62.25±1.43[aC]	52.89±0.67[aD]	45.26±0.55[aE]	40.31±0.76[aF]
Gr 2	86.53±1.63[aA]	79.68±1.30[bB]	71.32±1.12[bC]	62.18±1.20[bD]	54.89±0.79[cE]	49.57±0.69[cF]
Gr 3	86.53±1.63[aA]	85.54±0.78[cA]	79.43±1.34[cB]	75.23±0.78[cC]	69.78±0.66[dD]	53.43±0.78[dE]
Gr 4	86.53±1.63[aA]	73.73±0.67[aB]	64.17±1.41[aC]	55.31±1.32[aD]	47.66±1.31[bE]	43.75±0.87[bF]

Nuclear Integrity					
	30 min	12 h	24 h	48 h	60 h	72 h
---	---	---	---	---	---	---
Gr 1	85.27±0.79[aA]	72.07±1.32[aB]	66.89±1.52[aC]	55.66±0.68[aD]	48.99±1.22[aE]	41.27±1.22[aF]
Gr 2	85.27±0.79[aA]	80.71±0.79[bB]	73.29±0.36[bC]	64.36±0.87[bD]	57.09±1.32[bE]	50.27±0.45[bF]
Gr 3	85.27±0.79[aA]	84.71±0.87[cA]	82.29±0.55[cB]	77.36±0.79[cC]	73.09±1.21[cD]	58.27±0.56[cE]
Gr 4	85.27±0.79[aA]	74.71±1.20[aB]	67.29±0.78[aC]	56.36±0.89[aD]	48.09±1.30[aE]	42.17±0.87[aF]

Means bearing different superscripts within rows (A, B, C, D, E and F) and columns (a, b, c and d) differ significantly ($P < 0.05$), n = 25. Gr 1: Control (0 µg stem extract/150×10^6 spermatozoa), Gr 2: 100 µg stem extract/150×10^6 spermatozoa, Gr 3: 300 µg stem extract/150×10^6 spermatozoa and Gr 4: 500 µg stem extract/150×10^6 spermatozoa

Table 2. Comparison of biochemical attributes of liquid stored Teressa goat semen following preservation with Guduchi stem extract (0, 100, 300 and 500 µg stem extract/150×10^6 spermatozoa) (Mean ± SE)

	30 min	12 h	24 h	48 h	60 h	72 h
Total Cholesterol (µg/10^8 sperm)						
Gr 1	25.76±0.74[aA]	18.56±0.89[aB]	14.76±0.78[aC]	11.68±0.67[aD]	8.87±0.56[aE]	5.66±0.76[aF]
Gr 2	25.76±0.74[aA]	21.68±1.20b[cB]	17.49±1.23[bC]	12.29±0.89[aD]	9.14±0.78[aE]	6.09±0.67[aF]
Gr 3	25.76±0.74[aA]	23.99±1.21[cB]	20.65±0.67[cC]	16.31±1.22[bD]	13.08±0.67[bE]	10.13±0.79[bF]
Gr 4	25.76±0.74[aA]	20.54±0.89[abB]	18.32±0.89[bcB]	12.55±1.10[aC]	8.55±1.32[aD]	7.55±0.89[aD]
Total antioxidant capacity (mM/L)						
Gr 1	1.63±0.05[aA]	0.80±0.05[aB]	0.65±0.05[aBC]	0.57±0.05[aCD]	0.43±0.05[aDE]	0.34±0.06[aE]
Gr 2	1.63±0.05[aA]	0.88±0.07[aB]	0.76±0.06[abBC]	0.63±0.05[abCD]	0.54±0.06[abDE]	0.41±0.05[abE]
Gr 3	1.63±0.05[aA]	1.12±0.06[bB]	0.89±0.07[bC]	0.77±0.07[bCD]	0.65±0.07[bDE]	0.52±0.07[bE]
Gr 4	1.63±0.05[aA]	0.82±0.07[aB]	0.70±0.06[abBC]	0.58±0.06[aCD]	0.46±0.05[aDE]	0.37±0.05[aE]
Malondialdehyde (nM/10^8 sperm)						
Gr 1	2.36±0.04[aA]	2.72±0.02[bB]	3.35±0.02[cC]	3.85±0.03[cD]	4.47±0.06[cE]	4.98±0.03[cF]
Gr 2	2.36±0.04[aA]	2.45±0.04[abB]	2.92±0.05[bC]	3.32±0.04[bD]	3.75±0.04[bE]	4.01±0.05[bF]
Gr 3	2.36±0.04[aA]	2.21±0.05[aB]	2.47±0.05[aC]	2.97±0.05[aD]	3.33±0.03[aE]	3.56±0.05[aE]
Gr 4	2.36±0.04[aA]	2.44±0.04[abB]	2.93±0.07[bC]	3.32±0.05[bD]	3.85±0.05[bE]	3.97±0.07[bF]
Aspartate amino transferase (U/L)						
Gr 1	41.67±1.43[aA]	66.26±0.89[cB]	81.92±0.78[dC]	90.50±0.67[dD]	99.97±0.87[dE]	109.72±1.32[dF]
Gr 2	41.67±1.43[aA]	61.52±1.31[bB]	73.28±0.64[bC]	78.88±0.45[bD]	82.25±0.64[bE]	88.36±0.54[bF]
Gr 3	41.67±1.43[aA]	56.64±0.78[aB]	68.66±0.67[aC]	71.75±0.84[aD]	75.43±0.74[aE]	78.47±0.65[aF]
Gr 4	41.67±1.43[aA]	65.48±1.62[cB]	78.73±0.77[cC]	83.69±0.96[cD]	88.28±0.85[cE]	95.54±0.76[cF]
Alanine amino transferase (U/L)						
Gr 1	14.89±0.36[aA]	21.58±0.43[dB]	24.07±0.32[dC]	28.70±0.23[dD]	35.98±0.32[cE]	41.17±0.78[dF]
Gr 2	14.89±0.36[aA]	19.29±0.21[bB]	21.48±0.31[bC]	23.67±0.33[bD]	27.28±0.33[bE]	30.92±0.66[bF]
Gr 3	14.89±0.36[aA]	16.36±0.32[aB]	17.56±0.43[aC]	18.73±0.34[aD]	21.44±0.45[aE]	26.19±0.33[aE]
Gr 4	14.89±0.36[aA]	20.42±0.22[cB]	22.65±0.24[cC]	25.82±0.43[cD]	28.25±0.44[bE]	32.68±0.39[cF]
Lactate dehydrogenase (U/L)						
Gr 1	207.48±4.53[aA]	265.33±2.86[cB]	295.24±2.65[dC]	335.60±2.65[cD]	370.00±2.67[cE]	425.23±2.58[dF]
Gr 2	207.48±4.53[aA]	255.12±2.73[bB]	270.36±2.44[bC]	315.94±3.74[bD]	350.22±3.32[bE]	378.71±3.63[bF]
Gr 3	207.48±4.53[aA]	234.42±2.87[aB]	255.45±2.87[aC]	280.76±2.84[aD]	305.28±4.67[aE]	350.66±2.75[aF]
Gr 4	207.48±4.53[aA]	250.80±2.98[bB]	285.05±3.88[cC]	330.82±2.65[cD]	368.08±3.41[cE]	395.00±3.11[cF]

Means bearing different superscripts within rows (A, B, C, D, E and F) and columns (a, b, c and d) differ significantly ($P < 0.05$), n = 25. Gr 1: Control (0 µg stem extract/150×106 spermatozoa), Gr 2: 100 µg stem extract/150×106 spermatozoa, Gr 3: 300 µg stem extract/150×106 spermatozoa and Gr 4: 500 µg stem extract/150×106 spermatozoa

Capítulo 3

Moringa oleifera na preservação do sémen de pequenos ruminantes

PERUMAL PONRAJ

ICAR - Instituto Central de Investigação Agrícola das Ilhas, Port Blair-744105, Ilhas Andaman e Nicobar, Índia

RESUMO

Avaliou-se o efeito do extrato de folhas de *Moringa Oleífera* (MOLE) no extensor de sémen sobre os parâmetros de qualidade do sémen de um bode Teressa. Foram seleccionadas para o estudo um total de 25 amostras de sémen de seis bodes. Espermatozóides de 150×10^6 foram incubados em 300, 500 e 700 µg de extrato de folhas como Gr II, III e IV, respetivamente. As amostras de sémen líquido armazenado foram analisadas quanto à motilidade, viabilidade, anomalia total dos espermatozóides, membrana plasmática, integridades acrossomal e nuclear, enzimas intracelulares do plasma seminal (aspartato aminotransferase; AST, alanina aminotransferase; ALT e lactato desidrogenase; LDH), e capacidade antioxidante total (TAC) e malondialdeído de espermatozóides (MDA) e efluxo de colesterol em comparação com o grupo de controlo (Gr I) até 72 h. Os resultados revelaram que o sémen tratado com extrato de folhas (500 µg/150×10^6 espermatozóides) tinha uma motilidade significativamente ($P<0,05$) mais elevada, viabilidade, membrana plasmática, integridades acrosomal e nuclear e TAC e tinha significativamente ($P<0,05$) menos anomalias totais dos espermatozóides, AST, ALT, LDH, MDA e efluxo de colesterol em comparação com os de outros grupos tratados com *Moringa oleifera* e de controlo em diferentes horas de armazenamento líquido. Os parâmetros de qualidade do sémen e antioxidantes mostraram uma tendência crescente e as anomalias totais do esperma, MDA, fuga de enzimas intracelulares e efluxo de colesterol mostraram uma tendência decrescente do Gr I ao Gr III e depois tendências opostas do Gr III ao Gr IV em diferentes horas de armazenamento líquido. Assim, 500 µg de extrato de folha de *Moringa* oleifera/150×10^6 espermatozóides foram a dose adequada para a preservação de sémen líquido em cabras Teressa.

Palavras-chave: *Moringa oleifera,* sémen, cabra Teressa, Ilhas Andaman e Nicobar

Introdução

A cabra Teressa é uma raça caprina única, ameaçada de extinção, dos grupos de ilhas Nicobar das ilhas Andaman e Nicobar, na Índia, e necessita imediatamente de maior atenção para a sua conservação *in-situ/ex-situ* (Jeyakumar *et al.* 2020). O desempenho reprodutivo e a produtividade da cabra Teressa diminuem drasticamente durante os meses secos do verão. O recenseamento do gado do Governo da Índia revelou que a população de cabras diminuiu de 2007 a 2019 (4,25 %) nas ilhas Andaman e Nicobar devido a várias razões, incluindo a consanguinidade intensiva, a falta de reprodutores adequados e a gestão da reprodução.

O armazenamento frio ou líquido de esperma é usado para retardar o metabolismo e manter o esperma viável por um longo período de tempo. Usando um extensor à base de tris-egg yolk-glicerol, o sêmen fresco de cabra foi armazenado efetivamente a 5 ° C por sete dias (El-Battawy 2019). Mas durante todo o longo tempo de armazenamento, a qualidade do esperma se deteriorou. O radical do ânion superóxido (O_2 -) e o peróxido de hidrogênio ($H O_{22}$), que são produzidos pelos elementos celulares do sêmen, são espécies reativas de oxigênio (ROS) que desempenham um papel nessa diminuição (Perumal *et al.* 2011). A peroxidação lipídica tem uma série de impactos negativos, incluindo perda permanente de motilidade, danos ao DNA do espermatozoide e menor fertilidade (Perumal *et al.* 2011). A fim de aumentar a qualidade do sémen, foram também realizados estudos sobre diluentes de sémen caprino, que contêm diferentes aditivos/antioxidantes (Uysal *et al.* 2005).

A Moringa Oleifera é vulgarmente conhecida como Senjana/árvore de baquetas/árvore de rábano. É uma árvore polivalente útil tanto para os animais como para os seres humanos. A sua folha contém muitos nutrientes e compostos activos, como polifenóis, β-caroteno, vitaminas A, C e E, proteínas (27%), cálcio, ferro e fósforo, aminoácidos e vários agentes antioxidantes naturais. Por conseguinte, é amplamente utilizado em países asiáticos ou em desenvolvimento (Luqman *et al.* 2012). Além disso, contém também muitos fitoquímicos diferentes, como açúcares redutores, fibras brutas, resinas, flavonóides, alcalóides, ácidos orgânicos, taninos, esteróis, saponinas, polifenóis, proteínas e outros antioxidantes (Mishra *et al.* 2011), como a quercetina, o kaempferol, o ácido elágico e o glucósido de apigenina (Mousa *et al.* 2019). A estimativa fitoquímica revela que *a* folha de *Moringa Oleifera* (w/w) tem níveis de cálcio equivalentes a 1 L de leite, potássio de 3 bananas, vitamina C de 7 laranjas, 3 vezes o conteúdo de ferro presente nos espinafres, 2 vezes a proteína no leite e 4 vezes a quantidade de vitamina A nas cenouras. Diferentes partes da *Moringa Oleifera*, como folhas, sementes, raízes, casca, flores, frutos e vagens imaturas, são utilizadas para diferentes doenças, incluindo os sistemas cardíaco e circulatório, antipirético, antitumoral, antiepilético, antiulceroso, anti-inflamatório, antiespasmódico, anti-hipertensivo, diurético, redutor do colesterol, antidiabético, antioxidante (Sharma *et al.* 2012), antibacteriano e antifúngico (Mehta *et al.* 2011) e hepatoprotector (Huang *et al.* 2012). O MOLE aumenta os potenciais reprodutivos masculinos ao reduzir a concentração de espécies reactivas no citoplasma do esperma (D'cruz e Mathur 2005). Além disso, o MOLE é utilizado no extensor de sémen de bovinos e búfalos como aditivo/antioxidante para melhorar a qualidade do esperma (El-Nagar 2017, El-Sheshtawy e El-Nattat, 2020a, El-Sheshtawy e El-Nattat, 2020b). Por outro lado, a suplementação dietética de *Moringa oleifera* melhora a libido, a concentração de espermatozóides e a motilidade em ratos albinos (Fatoba *et al.* 2013). No entanto, há apenas uma quantidade limitada de pesquisas sobre os efeitos da *Moringa oleifera* em extensores de sêmen nos parâmetros de qualidade do sêmen e sua preservabilidade em espécies caprinas. Por conseguinte, o presente estudo colocou a hipótese de que a inclusão de extrato de folhas de *Moringa Oleifera* poderia melhorar os parâmetros de qualidade do sémen *in-vitro* e os antioxidantes seminais e reduzir a fuga de enzimas intracelulares e o efluxo de colesterol no sémen de Teressa buck das Ilhas Andaman e Nicobar. Por conseguinte, o presente estudo colocou a hipótese de que a inclusão do extrato de folhas de *Moringa Oleifera* poderia melhorar os parâmetros de qualidade do sémen *in-vitro e* os antioxidantes seminais e reduzir a fuga de enzimas intracelulares e o efluxo de colesterol no sémen de Teressa buck das Ilhas Andaman e Nicobar. Assim, o objetivo do presente estudo foi avaliar os efeitos de diferentes concentrações de extrato de folhas de *Moringa Oleifera* no extensor de sémen sobre os parâmetros de qualidade do sémen in vitro, os antioxidantes seminais, a fuga de enzimas intracelulares e o efluxo de colesterol do sémen conservado em líquido de Teressa buck das Ilhas Andaman e Nicobar.

MATERIAIS E MÉTODOS

Localização do estudo

O ICAR-AICRP on Goat Improvement, ICAR-Central Island Agricultural Research Institute (ICAR-CIARI), Port Blair, Ilhas Andaman e Nicobar, Índia, situado entre 6°45 e 13°41 de latitude norte e 92°12 e 93°57 de longitude leste, foi o local do presente estudo. Esta experiência foi realizada no pico da estação das chuvas, ou seja, nos meses de julho (precipitação: 583,30 mm, THI: 82,87, hora de luz: 3,50 h) e agosto (precipitação: 622,20 mm, THI: 82,05, hora de luz: 4,17 h) nas ilhas Andaman e Nicobar, na Índia.

Animais de laboratório

Foram seleccionados para esta experiência seis (n=6) indivíduos saudáveis com um índice de condição corporal de 2,5 a 3,5 (boa condição). Foram seleccionados para a experiência cabritos da raça Teressa com três a quatro anos de idade, pesando 34 a 36 kg. As cabras da raça Teressa eram mantidas num sistema semi-intensivo que lhes permitia o acesso à pastagem natural das 7:00 às 12:00 horas e as mantinha no pavilhão durante o resto do dia. Os animais foram mantidos sob práticas de maneio uniformes, de acordo com o programa da exploração. De acordo com o programa da exploração, foram efectuados procedimentos gerais de desparasitação, vacinação, prevenção de doenças, corte dos pêlos do pénis e aparo das patas.

Preparação do extrato alcoólico das folhas de Moringa oleifera

As folhas de _Moringa Oleifera_ foram recolhidas, identificadas e autenticadas na Divisão de Horticultura e Melhoramento de Culturas, ICAR-CIARI, Port Blair, Ilhas Andaman e Nicobar. O extrato etanólico das folhas de Moringa foi obtido de acordo com o método descrito por Sinha *et al.* (2012) com ligeiras modificações. Resumindo, as folhas frescas de Moringa foram recolhidas, lavadas com água bidestilada e secas à sombra, à temperatura ambiente, durante uma semana, sendo depois moídas em pó com um moinho. O pó moído foi misturado com hidroetanol (etanol: água, 70: 30 v/v) e agitação intermitente com um intervalo de 3 h à temperatura ambiente durante 48 h. Este misturador foi centrifugado duas vezes com a utilização de uma máquina de centrifugação a $3000 \times g$ durante 30 min a 4°C. O sobrenadante foi cuidadosamente removido. Finalmente, o conteúdo foi filtrado com papel de filtro (Whatmann; tamanho n.º 1). O filtrado foi seco com ar à temperatura ambiente e finalmente conservado a 4-8 °C para a experiência.

Preparação do Extensor de Sémen

O extensor de sémen Tris-frutose-citrato-gema de ovo (TFCE) utilizado neste estudo continha Tris: 2,4 g, frutose: 1 g, ácido cítrico: 1,4 g, gema de ovo fresca: 20 mL, estreptomicina: 100 mg/mL e penicilina G sódica: 100 µg/mL e água bidestilada até 100 mL. O extensor de sémen foi dividido em quatro alíquotas iguais e as diferentes concentrações de extrato de folhas *de Moringa Oleifera* (Gr I: 0, Gr II: 300, Gr III: 500 e Gr IV: 700 µg por mL de extensor) foram adicionadas e misturadas cuidadosamente com a utilização de um agitador magnético durante 15 min, filtradas e depois colocadas em banho-maria (37 °C). As amostras de sêmen foram estendidas lentamente com o uso do extrato de folhas incluído no extensor TFCE (concentração final de 150×10^6 espermatozóides por mL). Assim, esses grupos experimentais tiveram diferentes concentrações de extrato de folhas em 150×10^6 espermatozóides. O extensor para o grupo de controlo (Gr I) não continha extrato de folhas.

Recolha de sémen

Os ejaculados de sémen foram recolhidos de cada macho duas vezes por semana, entre as 6h00 e as 7h30 da manhã, utilizando um método normalizado de vagina artificial. Foram recolhidos dois ejaculados de cada macho, com um intervalo de uma hora entre eles. Estes ejaculados foram colocados num banho de água (37 °C) imediatamente após a colheita do sémen e testados quanto às características de rotina da qualidade do sémen, tais como o volume, a cor, o pH, a concentração de espermatozóides e a atividade da massa. Os ejaculados com uma ampla gama de pH, padrões de cor estranhos ou uma pequena quantidade foram rejeitados, enquanto os restantes ejaculados foram inspeccionados e processados para investigação futura. Os ejaculados foram testados para parâmetros seminais de rotina e aceites para avaliação depois de cumprirem as normas do Protocolo Padrão Mínimo (PMP), tais como concentração: $>2,5 \times 10^9$ espermatozóides/mL; atividade de massa: $>3+$, motilidade individual: $>70\%$, e anormalidade geral não superior a 10%. Seguindo a metodologia de seleção acima descrita, foram escolhidos 50 de 72 ejaculados (6 patos x 12 ejaculados). Na sequência das avaliações preliminares, dois ejaculados sucessivos do mesmo macho (doravante designados por "amostra", n = 25) foram agrupados e tratados com uma diluição inicial dupla com um extensor de gema de ovo Tris-frutose-citrato específico para caprinos, previamente aquecido (37 °C). Assim, 50 ejaculados escolhidos foram agrupados a partir de 72 recolhas originais para fornecer 25 amostras para a experiência. As amostras parcialmente diluídas foram transportadas para o laboratório num frasco isolado cheio de água quente (37 °C) para processamento posterior. As amostras de esperma diluídas foram retidas em tubos de vidro e arrefecidas de 37 para 5°C a uma taxa de 0,2-0,3°C/min, sendo depois mantidas a 5°C durante toda a experiência. As características da qualidade do esperma foram testadas após 1 hora, 12 horas, 24 horas, 48 horas, 60 horas e 72 horas.

Avaliação do sémen

Os parâmetros seminais, nomeadamente a motilidade dos espermatozoides (Perumal *et al.* 2011), a viabilidade e as anomalias morfológicas totais dos espermatozoides através da coloração com Eosina-Nigrosina (Agarwal *et al.* 2016), a integridade acrossomal através da coloração com Giemsa (Selvaraju *et al.* 2008) e a integridade da membrana plasmática através do teste de dilatação hipo-osmótica (Nur *et al.* 2011) e a integridade nuclear através da técnica de coloração de Feulgen (Barth e Oko 1989) foram determinados com procedimentos normalizados.

Ensaios bioquímicos

Uma alíquota de sémen de cada amostra foi centrifugada a 3000 × g durante 15 minutos a 4°C; os pellets de esperma foram separados e lavados por ressuspensão em tampão fosfato salino (PBS) e centrifugados (três vezes). Uma gota de plasma seminal foi examinada num microscópio de alta potência para verificar se não continha espermatozóides. Os espermatozóides foram adicionados a 1 mL de água desionizada após a centrifugação final, congelados e mantidos a -80°C para análise posterior. A concentração de espermatozóides foi avaliada no momento da estimativa e depois rediluída para incluir 150 milhões de células por mL. O MDA e o colesterol total foram medidos nos espermatozóides, enquanto AST, ALT, LDH e TAC foram avaliados no plasma seminal.

O nível de peroxidação lipídica dos espermatozóides foi medido através da determinação da produção de malondialdeído (MDA) usando ácido tiobarbitúrico (TBA) de acordo com o método de Suleiman *et al.* (1996). Os antioxidantes no plasma seminal (mM/L) foram estimados pelo kit de ensaio colorimétrico TAC (709001; Cayman Chemical Co., EUA) de acordo com as directrizes do fabricante. O conteúdo de colesterol nos espermatozóides foi estimado com o uso do kit de ensaio de colesterol (Span Diagnostics Ltd., Índia), e os resultados foram expressos como µg de colesterol/10^8 espermatozóides. As actividades de enzimas intracelulares, como AST, ALT e LDH, foram estimadas no plasma seminal com um kit de ensaio (Span Diagnostics Ltd., Índia).

Análise estatística

Para determinar qualquer possível diferença nos parâmetros experimentais observados em relação ao tratamento e aos períodos de armazenamento líquido (controlo e tratamentos e diferentes horas de armazenamento), foi aplicada uma ANOVA de duas vias utilizando o software de análise estatística (SAS, versão 9.3.1; SAS Institute, Inc., Cary, NC, 2011) e, para comparação múltipla, foi aplicado o teste de intervalo múltiplo de Duncan. Os valores médios foram expressos como média ± SEM. As diferenças foram consideradas significativas se *P<0,05*.

RESULTADOS

O presente estudo revelou que o sémen de cabra Teressa era maioritariamente de cor branca cremosa, com um volume médio de 0,92 ± 0,23 ml, atividade de massa de 3,75 ± 0,05, pH de 6,88 ± 0,04, concentração de 3,74 ± 0,07 ×10^9 espermatozóides por ml, motilidade de 86,16±1,62%, viabilidade de 87,32±0,93%, anomalia total de espermatozóides de 6.26±0,16%, integridade acrossomal de 88,79±1,10%, integridade da membrana plasmática de 87,60±1,36%, integridade nuclear de 86,22±0,67%, TAC de 1,34±0,06 mM/L, MDA de 2.19±0,03 nM/10^8 espermatozóides, colesterol total de 26,99±0,88 µg/10^8 espermatozóides, AST de 43,26±1,35 U/L, ALT de 15,34±0,34 U/L e LDH de 215,94±3,10 U/L. Os resultados revelaram que o sémen tratado com 500 µg de extrato de folha /150×10⁶ espermatozóides teve significativamente (p < 0,05) maior motilidade, viabilidade, membrana plasmática, integridades acrossomal e nuclear e TAC e teve significativamente (p < 0,05) menores anomalias espermáticas totais, fuga de AST, ALT e LDH, MDA e efluxo de colesterol em comparação com os dos grupos de controlo, 300 µg e 700 µg tratados em diferentes horas de armazenamento líquido (Tabela 1 e Tabela 2). Além disso, estes parâmetros de qualidade do sémen e os antioxidantes mostraram uma tendência crescente e a anomalia total dos espermatozóides, o MDA, a fuga de enzimas intracelulares e o efluxo de colesterol mostraram uma tendência decrescente do Gr I para o Gr III e depois tendências opostas do Gr III para o Gr IV em diferentes horas de armazenamento líquido. Assim, 500 µg/150×10⁶ espermatozóides foram a dose óptima ou adequada para a preservação de sémen líquido em sémen de pato Teressa. Além disso, o extrato de folhas a 300 e 700 µg por mL foram inferiores em comparação com o tratamento de 500 µg/mL para essas características do sêmen, e houve uma diferença significativa ($\square$< 0,05) entre MOLE a 300 e 700 µg/mL para essas respostas. Foi óbvio a partir dos dados deste experimento que a adição de extrato de folhas de *Moringa* especialmente em 500 µg/150×10⁶ espermatozóides para o diluente de sêmen resultou em melhoria significativa na qualidade do sêmen, atividade antioxidante e redução do efluxo de colesterol, vazamento de enzimas intracelulares e produção de MDA no sêmen caprino armazenado *in vitro* a 5°C por 30 min, 12 h, 24 h, 48 h, 60 h e 72 h.

DISCUSSÃO

A Moringa oleifera tem efeitos positivos nos índices de qualidade do sémen *in-vitro* e na fertilidade em muitas espécies animais como fonte alimentar (Fatoba *et al.*, 2013) e como ingrediente em extensores de sémen em espécies pecuárias (Doidar *et al.* 2018, Iqbal *et al.* 2021, Shokry *et al.* 2021). *A Moringa oleifera* é um adaptogénio, uma vez que aumenta a resiliência do corpo a stressores biológicos, químicos e físicos e também aumenta os níveis de vitalidade e energia. A Moringa melhorou os parâmetros reprodutivos em animais machos (Fatoba *et al.* 2013). *A Moringa oleifera* tem um efeito significativo na produção de sémen e nos seus perfis de qualidade (Iqbal *et al.* 2021, Shokry *et al.* 2021). O presente trabalho, no entanto, foi o primeiro a descrever o uso do extrato de folhas de *Moringa oleifera* como aditivo de sêmen na preservação de sêmen líquido em cabras Teressa. No presente estudo, os extensores de sémen contendo 500 µg de extrato de folhas de *Moringa oleifera* por 150×10^6 espermatozóides melhoraram significativamente os parâmetros de qualidade do sémen do bode Teressa. A presença de vários ingredientes bioactivos contribui para as propriedades protectoras da *Moringa* (Mishra *et al.* 2011, Luqman *et al.* 2012, Mousa *et al.* 2019). Estas substâncias protegem o esperma através de uma variedade de métodos, incluindo uma ação antioxidativa. *A Moringa oleifera* também aumenta os níveis de antioxidantes e reduz os níveis de radicais livres (Shokry *et al.* 2021), o que aumenta a capacidade dos espermatozóides de fertilizar os óvulos e promove a fertilidade. Além disso, estes elementos químicos salvaguardam a estrutura do citoesqueleto dos flagelos dos espermatozóides, preservam a integridade das membranas plasmáticas dos espermatozóides e da membrana mitocondrial. Quando combinados, as vitaminas, os minerais, os compostos fenólicos, os taninos, os flavonóides, as saponinas, os terpenóides e os glicosídeos da *Moringa oleifera* têm uma ação antioxidante sinérgica que diminui o stress que as ROS induzidas podem causar aos espermatozóides durante a conservação. O extrato de folhas de *Moringa oleifera* contém uma quantidade considerável de beta-sitosterol, zeatina, quercetina, beta-caroteno, ácido cafeoilquínico, vitamina C, kaempferol e alfa-tocoferol, que são agentes eficazes de quebra da cadeia de peroxidação lipídica e eliminam diretamente uma vasta gama de radicais livres (El-Sheshtawy e El-Nattat 2020a). Ao controlar o processo de peroxidação lipídica, o MOLE afecta os muitos sistemas enzimáticos que, por sua vez, regulam a formação de ROS e mantêm a carga oxidativa (El-Khawagah *et al.*, 2020). O extrato da folha inibe as moléculas oxidativas para exibir sua ação de eliminação de radicais livres (Ahmed *et al.* 2019). Por meio de propriedades antioxidantes putativas e uma interação sinérgica com outros antioxidantes, o MOEL reduz a produção de ROS. Como resultado, os níveis de antioxidantes foram mais elevados e os níveis de ROS foram mais baixos na presente investigação. Além disso, o MOEL obtido através da utilização de extração etanólica tem uma maior solubilidade (Rani *et al.* 2015) e este extrato de folha contém uma concentração mais elevada de kaempferol malonil glucósido, kaempferol, kaempferol hexósido, kaempferol-3-o-acetil-glucósido, kaempferol-3-o-glucósido, cianidina-3-o-hexósido, quercetina, quercetina-3-o-glucósido ácido elágico e glucósido de apigenina (Mousa *et al.* 2019); estes compostos actuam como potenciais antioxidantes e têm uma solubilidade mais elevada. O extensor dissolveu rapidamente o extrato etanólico das folhas, libertando assim o seu poder antioxidante e melhorando a capacidade dos antioxidantes para realizarem o seu trabalho. Como resultado, o teor de antioxidantes na investigação foi maior no início do período de armazenamento. As habilidades antioxidantes aprimoradas da MOLE e o menor impacto das ROS nas membranas plasmáticas dos espermatozóides podem ser a causa do aumento da vitalidade dos espermatozóides (Doidar *et al.* 2018, Shokry *et al.* 2020. De acordo com Shokry *et al.* (2020), as atividades antioxidantes mais altas do extrato de folhas de *Moringa oleifera* podem ser a causa dessa melhoria na viabilidade, reduzindo o impacto das ROS nas membranas plasmáticas dos espermatozoides. O stress oxidativo é uma causa chave da infertilidade masculina e causa danos no ADN e fragmentação nos espermatozóides. Em cabras Teressa, a suplementação com extrato de folhas de *Moringa oleifera* reduziu a fragmentação do DNA ou danos nucleares (Doidar *et al.* 2018). Assim, evita a capacitação prematura e a reação acrossomal. Portanto, maior qualidade do sêmen foi observada no sêmen tratado com extrato de folha de *Moringa oleifera*.

As membranas plasmáticas dos espermatozóides dos mamíferos são altamente polinsaturadas, o que as torna susceptíveis aos peróxidos lipídicos que, em última análise, causam a degradação da função espermática devido à diminuição da motilidade, ao aumento dos danos no ADN dos espermatozóides e à diminuição da fertilidade (Perumal *et al.* 2018). Os sistemas antioxidantes do plasma seminal e dos espermatozóides são prejudicados ao longo da fase de processamento do sémen (Perumal *et al.* 2018). Devido à diluição do sémen com extensor e ao aumento da formação de moléculas de espécies reativas de oxigénio durante o processo de conservação líquida, a concentração de antioxidantes diminui (Kumar *et al.* 2011). Como um mecanismo de defesa contra a peroxidação lipídica no esperma e no sémen, foram descritos sistemas antioxidantes naturais e artificiais (Shoae e Zamiri 2008). Os antioxidantes exógenos e os antioxidantes endógenos que trabalham em conjunto podem, assim, reduzir os efeitos do stress oxidativo durante a preservação do esperma, ao mesmo tempo que melhoram a qualidade do sémen líquido e criopreservado. De acordo com o estudo atual, *a Moringa oleifera* aumentou a biodisponibilidade de antioxidantes como o TAC, protegendo e aumentando a sua disponibilidade (Mahanta *et al.* 2012). Ao atuar potencialmente como um antioxidante e ao trabalhar em conjunto com outros antioxidantes já utilizados, *a Moringa oleifera* reduz a produção de radicais livres e ROS. Como resultado, no estudo, o sémen de pato tratado com *Moringa oleifera*, o nível de antioxidantes aumentou e o MDA reduziu. De acordo com os resultados do presente estudo, o extrato de folhas de Moringa *oleifera* aumentou a quantidade de antioxidantes e reduziu a quantidade de radicais livres no sémen de bode Teressa (Doidar *et al.* 2018, Shokry *et al.* 2020).

A concentração das enzimas do plasma seminal (AST, ALT e LDH) é essencial para o metabolismo e a função do esperma (Perumal *et al.* 2015). Estas enzimas intracelulares no plasma seminal são um indicador fiável da qualidade do esperma devido à sua ligação à integridade da membrana do esperma (Pesch *et al.* 2006). Uma quantidade maior de enzimas intracelulares está presente no fluido extracelular como resultado de danos à membrana do espermatozoide e o simples vazamento de enzimas de espermatozóides danificados (Perumal *et al.* 2015). A ligação entre enzimas intracelulares e motilidade, motilidade progressiva e espermatozóides vivos foi descrita por Pesch *et al.* (2006). A membrana acrossomal, a membrana plasmática, a membrana mitocondrial e os flagelos dos espermatozóides foram todos preservados pelo extrato de folha de *Moringa oleifera* no presente estudo. Como resultado, comparado com o sémen no grupo de controlo não tratado, o sémen tratado com extrato de folha tinha níveis mais baixos de enzimas intracelulares.

A qualidade do sémen é afetada pelo extrato de folha de *Moringa oleifera de* uma forma dependente da dose (Shokry *et al.* 2020). Um excesso de antioxidante no extensor de sémen causou uma fluidez da membrana plasmática acima do nível desejado, de acordo com o relatório de Shoae e Zamiri (2008), o que tornou o esperma mais vulnerável à destruição acrosomal e a danos na membrana plasmática. Além disso, a quantidade de antioxidante fornecida ao extensor precisa ser avaliada, uma vez que altas doses de antioxidante podem prejudicar os espermatozóides devido a mudanças no estado fisiológico do extensor. Maior viscosidade do diluente, maior quantidade de detritos no diluente, menor pressão osmótica do diluente, diminuição da integridade funcional do acrossoma e da membrana plasmática, maior suplementação de antioxidantes que não inibe a produção de ROS e concomitantemente aumenta os danos aos espermatozóides, e um excesso de antioxidantes que perturba o equilíbrio entre radicais livres e antioxidantes são algumas alterações potenciais no estado fisiológico do extensor (Rahal *et al.* 2014, Lv *et al.* 2019). Assim, uma concentração maior que a ideal ou limiar de aditivos, antioxidantes ou extratos de ervas altera o estado fisiológico do extensor e causa destruição de espermatozóides, efeitos negativos nos parâmetros de qualidade do sêmen e infertilidade. Na cabra, a taxa de sobrevivência dos espermatozóides aumenta à medida que a quantidade de antioxidante dada ao extensor aumenta do controlo para o ótimo e depois diminui à medida que o nível de antioxidante aumenta. No entanto, uma dosagem de antioxidante mais elevada do que o necessário revelou-se prejudicial para os espermatozóides (Perumal *et al.* 2015). No presente estudo, os espermatozóides tratados com extractos de folhas (300, 500 e 700 μg/150$\times$10^6 espermatozóides) mostraram um efeito favorável substancial em comparação com os do grupo de controlo não tratado. No entanto, 500 μg de extrato de folha/150$\times$10^6 espermatozóides no extensor de sémen mostraram um efeito benéfico significativamente maior em comparação com 300 e 700 μg; isto implica que os 700 μg foram sobredosados e tóxicos para os espermatozóides e 300 μg foi uma dose insuficiente em comparação com 500 μg. Assim, 500 μg foi a dose óptima ou adequada para a conservação líquida do sémen de cabra Teressa. A maior qualidade do sêmen nas espécies bubalina (Doidar *et al.* 2018, Iqbal *et al* 2021), bovina (El-Nagar 2017) e ovina (Shokry *et al.* 2021) devido à inclusão do extrato de folhas de *Moringa oleifera* foi previamente documentada na forma de motilidade e membrana acrossomal intacta. A percentagem mais elevada de membrana plasmática intacta e membrana acrossomal de espermatozóides obtida no presente estudo em 500 µg de extrato de folha/150×10^6 espermatozóides tratados com sémen; por conseguinte, esta amostra de sémen tratada com extrato de folha tinha maior motilidade. É difícil comparar os resultados do presente estudo com os de estudos anteriores devido a diferenças nos protocolos de preservação, nas formulações de extensores entre laboratórios, no tempo de adição/exposição dos espermatozóides ao extrato de folhas, na concentração dos extractos de folhas, entre espécies, nos diferentes métodos de ensaio, nas espécies experimentais e na variação individual dos animais.

CONCLUSÃO

O presente estudo concluiu que a adição de 500 µg de extrato de folhas de *Moringa oleifera* por 150×10^6 espermatozóides ao extensor de sémen reduziu o stress físico e oxidativo, aumentou os níveis de antioxidantes, melhorou os parâmetros de qualidade do sémen e diminuiu a fuga de enzimas e a formação de radicais livres no sémen de cabras Teressa. Apesar dos resultados positivos, presume-se que as células de esperma tratadas com extrato de folhas de *Moringa oleifera* mostrarão um melhor nível de potencial de fertilização em estudos de fertilidade *in-vitro* ou *in-vivo* com uma taxa mais elevada de gravidez no campo. Para confirmar os resultados actuais e estabelecer definitivamente os efeitos benéficos da suplementação de *Moringa oleifera* para armazenamento líquido e criopreservação de sémen em cabras Teressa no ecossistema tropical húmido das Ilhas Andaman e Nicobar, é necessária mais investigação sobre o efeito de diferentes dosagens de extrato de folhas de *Moringa oleifera* no extensor de sémen em ensaios de fertilidade *in-vitro* e *in-vivo*.

REFERÊNCIAS

Agarwal A, Gupta S e Sharma R. 2016. Procedimento de coloração com Eosina-Nigrosina. In: Agarwal A, Gupta S, Sharma R. (Eds.), Andrological evaluation of male infertility. Springer. https://doi.org/10.1007/978-3-319-26797-5_8

Ahmed H, Jahan S, Salman M M e Ullah F. 2019. Efeitos estimulantes da quercetina (QUE) no extensor de ácido tris-cítrico na qualidade pós-descongelamento e na fertilidade in vivo dos espermatozóides de búfalo (Bubalus bubalis). *Theriogenology* **134**: 18-23.

Barth A D e Oko R J. 1989. Preparação do sémen para exame morfológico. In: Morfologia anormal de espermatozóides bovinos. Ames, IA: Iowa State University Press. pp. 8-18.

D'cruz S e Mathur P. 2005. Effect of piperine on the epididymis of adult male rats. *Jornal Asiático de Andrologia* **7**(4): 363-368.

Doidar Y, El-Nagar H, Elrefy A e Mousbah A. 2018. Criopreservação e avaliação da qualidade do sémen de touro búfalo (*Bubalus bubalis*) utilizando o novo extensor de Moringa e o antioxidante Co-Q10. *Jornal de Produção Animal e Avícola Universidade Mans* **9**(9): 375-381.

El-Battawy K A. 2019. Preservação do sémen de cabra a 5°C com ênfase na sua congelabilidade e no impacto da melatonina. *Revista Internacional de Investigação em Ciências Veterinárias* **5**(2): 0355-0358.

El-Khawagah A R M, Kandiel M M M e Samir H. 2020. Efeito da suplementação de quercetina no extensor na cinemática do esperma, liberação de enzimas extracelulares e estresse oxidativo do sêmen descongelado de touros de búfalos egípcios. *Fronteiras em Ciências Veterinárias* 7: 604460.

El-Nagar H. 2017. Efeito de alguns extensores de sémen como fonte natural de antioxidantes na qualidade do sémen frísio congelado. *Jornal de Produção Animal e Avícola* 8(9): 391-397.

El-Sheshtawy R I e El-Nattat W S. 2020a. Avaliação da preservabilidade do sémen de búfalo utilizando extensor tris enriquecido com extrato de *Moringa oleifera*. *Jornal Egípcio de Ciências Veterinárias* 51(2): 235-239.

El-Sheshtawy R I e El-Nattat W S. 2020b. Efeito da adição de extrato de Moringa oleifera ao extensor tris na preservabilidade do sémen de touro bovino. *Jornal Internacional de Ciências Veterinárias* 9(3): 417-420.

Fatoba T A, Faleyimu O I e Adebayo A J. 2013. Os efeitos do aumento do extrato aquoso de raiz de Moringa oleifera na produção de esperma de ratos albinos. *Agrosearch* 13: 29-36.

Huang G J, Deng J S, Huang S S, Shao Y Y, Chen C C e Kuo Y H. 2012. Efeito protetor do antrosterol do caldo inteiro submerso de Antrodia camphorate contra a lesão hepática aguda induzida por tetracloreto de carbono em ratos. *Food Chemistry* 132: 709-716.

Iqbal S, Naz S, Bhutta M F, Sufyan A e Awan M A. 2022. O efeito antioxidante do extrato de folhas de Moringa olifera no extensor melhora a qualidade pós-descongelamento, a cinemática, a peroxidação lipídica, a capacidade antioxidante total e a fertilidade do sémen de touro de búfalo de água. *Andrologia* **54**: e14300.

Jeyakumar S, Sunder J, Yadav S P, De A K, Kundu A, Kundu M S e Sujatha T. 2020. Estimativa da diversidade genética entre a população de cabras Teressa das ilhas A e N utilizando marcadores de microssatélites. *Indian Journal of Animal Research* **54**(12): 1465-1469.

Kumar R, Jagan Mohanarao G, Arvind A e Atreja S K. 2011. Genotoxicidade induzida por congelação-descongelação em espermatozóides de búfalo (Bubalus bubalis) em relação ao estado antioxidante total. *Relatórios de Biologia Molecular* **38**(3): 1499-1506.

Luqman S, Srivastava S, Kumar R, Maurya A K e Chanda D. 2012. Avaliação experimental da folha e do fruto da Moringa oleifera quanto ao seu potencial anti-stress, antioxidante e de eliminação utilizando ensaios in vitro e in vivo. *Medicina Complementar e Alternativa Baseada em Evidências* **2012**: 519084.

Lv C, Larbi A, Wu G, Hong Q e Quan G. 2019. Melhorar a qualidade do sémen de cabra criopreservado com um extensor de touro comercial suplementado com resveratrol. *Ciência da Reprodução Animal* 208: 106-127.

Mahanta R, Gogoi A, Chaudhury P N, Roy S, Bhattacharyya I K e Sharma P. 2012. Associação de biomarcadores de stress oxidativo e atividade enzimática antioxidante na infertilidade masculina do nordeste da Índia. *Jornal de Obstetrícia e Ginecologia da Índia* **62**(5): 546-550.

Mehta J, Shukla A, Bukharriya V e Charde R. 2011. O remédio mágico de Moringa oleifera: Uma visão geral. *Jornal Internacional de Investigação Biomédica e Avançada* **2**: 216-223.

Mishra G, Singh P, Verma R, Kumar S, Srivastav S, Jha K e Khosa R. 2011. Usos tradicionais, fitoquímica e propriedades farmacológicas da planta Moringa oleifera: uma visão geral. *Der Pharmacia Lettre* **3**: 141-164.

Mousa A A, El-Gansh H A I, Eldaim M A A, Mohamed M A E, Morsi A H e El Sabagh H S. 2019. Efeito protetor do extrato etanólico das folhas de Moringa oleifera contra a hepatotoxicidade induzida por tioacetamida em ratos através da modulação de marcadores celulares antioxidantes, apoptóticos e inflamatórios. *Pesquisa em Ciência Ambiental e Poluição* **26**(31): 32488-32504.

Nur Z, Seven-Cakmak S, Ustuner B, Cakmak I, Erturk M, Abramson C I, Sağirkaya H e Soylu M K. 2011. O uso do teste de inchaço hipo-osmótico, teste de água e coloração supravital na avaliação do esperma de zangão. *Apidologie* **43**(1): 31-38.

Perumal P, Chamuah J K, Nahak A K e Rajkhowa C. 2015. Efeito da melatonina no armazenamento líquido (5°C) do sémen com estudo retrospetivo da taxa de parto em diferentes estações do ano em Mithun (Bos frontalis). *Asian Pacific Journal of Reproduction* **4**(1): 1-12.

Perumal P, Chang S, Baruah K K e Srivastava N. 2018. A administração de melatonina exógena de liberação lenta modula, perfis de estresse oxidativo e capacidade de fertilização *in vitro* dos espermatozóides de mithun criopreservados. *Theriogenology* **120**: 79-90.

Perumal P, Selvaraju S, Selvakumar S, Barik A K, Mohanty D N, Das S, Das R K e Mishra P C. 2011. Effect of pre-freeze addition of cysteine hydrochloride and reduced glutathione in semen of crossbred jersey bulls on sperm parameters and conception rates. *Reprodução em animais domésticos* **46**(4): 636-641.

Pesch S, Bergmann M e Bostedt H. 2006. Determinação de algumas enzimas e macro e microelementos no plasma seminal de garanhões e suas correlações com a qualidade do sémen. *Theriogenology* **66**(2): 307-313.

Rahal A, Kumar A, Singh V, Yadav B, Tiwari R, Chakraborty S e Dhama K. 2014. Stress oxidativo, prooxidantes e antioxidantes: a interação. *BioMed Research International* **2014:** 761264. doi: 10.1155/2014/761264

Rani J, Singh L, Singh H, Kapoor M e Singh G. 2015. Análise fitoquímica preliminar de diferentes extractos de solventes da folha e do caule de Tinospora cordifolia. *Jornal Internacional de Fitoterapia* **5**(3): 124-128.

Selvaraju S, Ravindra J P, Ghosh J, Gupta P S P e Suresh K P. 2008. Evaluation of sperm functional attributes in relation to in vitro sperm-zona pellucida binding ability and cleavage rate in assessing frozen thawed buffalo (*Bubalus bubalis*) semen quality. *Animal Reproduction Science* **106**: 311-321.

Sharma V, Paliwal R, Janmeda P e Sharma S. 2012. Efeitos reno-protectores das vagens de Moringa oleifera em ratinhos expostos a 7, 12-dimetilbenz[a] antraceno. *Zhong Xi Yi Jie He Xue Bao* **10**(10): 1171-1178.

Shoae A e Zamiri M J. 2008. Effect of butylated hydroxytoluene on bull spermatozoa frozen in egg yolk-citrate extender. *Animal Reproduction Science* **104**(2-4): 414-418.

Shokry D M, Abd Eldaim M A, Badr M R, Khalifa H K, Orabi S H, Hassan A M e Dohreig R. 2021. Aumento do impacto do extrato de folhas de Moringa oleifera - extensor de base na criopreservação e fertilização de espermatozóides de carneiro Barki: estudo comparativo com combinação de vitamina E e selênio. *Jornal Italiano de Ciência Animal* **20**(1): 1175-1186.

Shokry D M, Badr M R, Orabi S H, Khalifa H K, El-Seedi H R e Abd Eldaim M A. 2020. O extrato de folhas de Moringa oleifera melhora os caracteres de sémen fresco e criopreservado de carneiros Barki. *Theriogenology* **153**: 133-142.

Sinha M, Das D K, Datta S, Ghosh S e Dey S. 2012. Melhoria da peroxidação lipídica induzida por radiação ionizante no fígado do rato pelo extrato de folhas de Moringa oleifera Lam. *Jornal Indiano de Biologia Experimental* **50**(3): 209-215.

Suleiman S A, Ali M E, Zaki Z M S, el-Malik E M e Nasr M A. 1996. Peroxidação lipídica e motilidade dos espermatozóides humanos: papel protetor da vitamina E. *Journal of Andrology* **17**(5): 530-537.

Uysal O, Bucak M N, Yavas I, Varish O e Safa Gurcan I. 2005. Avaliação do esperma de carneiro congelado com várias concentrações de taurina. *Indian Veterinary Journal* **82**(10): 1059-1061.

Table 1. Comparison of quality parameters of liquid stored Teressa goat spermatozoa following preservation with *Moringa Oleifera* leaves extract (0, 300, 500 and 700 µg leaf extract/150×10^6 spermatozoa) (Mean ± SEM)

	30 min	12 h	24 h	48 h	60 h	72 h
Total Motility						
Gr 1	86.16±1.62aA	70.54±1.53aB	61.65±0.90aC	52.27±1.17aD	43.76±1.07aE	38.12±1.27aF
Gr 2	86.16±1.62aA	77.26±1.91bB	69.47±1.89bC	61.63±1.74bD	52.81±1.47bE	47.72±1.38bF
Gr 3	86.16±1.62aA	82.93±1.80cAB	78.78±1.76cBC	74.54±1.32cC	68.67±1.62cD	58.83±1.49cE
Gr 4	86.16±1.62aA	72.22±1.49aB	63.43±1.53aC	54.39±1.28aD	45.72±1.35aE	40.68±1.08aF
Viability						
Gr 1	87.32±0.93aA	72.63±0.91aB	63.44±0.78aC	53.45±1.27aD	44.86±1.31aE	39.40±1.16aF
Gr 2	87.32±0.93aA	80.36±1.02bB	72.75±0.90bC	63.94±0.63cD	54.11±0.81bE	48.64±0.74cF
Gr 3	87.32±0.93aA	86.40±1.24cA	80.79±1.01cB	77.78±0.50dC	70.21±0.67cD	59.85±0.98dE
Gr 4	87.32±0.93aA	74.54±1.12aB	65.85±1.19aC	56.65±0.74bD	46.15±0.91aE	42.72±0.86bF
Total Sperm Abnormality						
Gr 1	6.26±0.16aA	9.75±0.27bB	12.91±0.89bC	14.41±0.48dD	15.92±0.50cE	17.56±0.54cF
Gr 2	6.26±0.16aA	8.68±0.74abB	9.53±0.29aB	12.28±0.26bC	13.76±0.23bD	14.84±0.31bD
Gr 3	6.26±0.16aA	7.56±0.38aB	8.65±0.20aC	9.57±0.17aC	10.92±0.33aD	11.62±0.27aD
Gr 4	6.26±0.16aA	9.80±0.52bB	11.85±0.22bC	13.45±0.19cD	14.88±0.38cE	15.51±0.23bE
Acrosomal Integrity						
Gr 1	88.79±1.10aA	73.62±1.26aB	65.31±1.16aC	54.08±0.96aD	47.83±1.06aE	42.03±1.12aF
Gr 2	88.79±1.10aA	81.53±0.79bB	74.29±0.92bC	64.22±0.82bD	56.34±1.29bE	49.48±0.65bF
Gr 3	88.79±1.10aA	87.48±0.89cA	81.62±1.05cB	77.37±0.93cC	71.48±1.30cD	56.35±0.74cE
Gr 4	88.79±1.10aA	75.34±0.90aB	66.43±1.11aC	56.56±1.05aD	49.62±1.44aE	44.61±0.74aF
Plasma membrane Integrity						
Gr 1	87.60±1.36aA	71.93±1.10aB	62.25±1.36aC	52.89±0.73aD	45.26±0.52aE	40.31±0.63aF
Gr 2	87.60±1.36aA	79.68±1.04bB	71.32±1.23bC	62.18±1.06bD	54.89±0.90cE	49.57±0.92cF
Gr 3	87.60±1.36aA	85.54±0.82cA	79.43±1.46cB	75.23±0.85cC	69.78±0.69dD	53.43±0.86dE
Gr 4	87.60±1.36aA	73.73±0.75aB	64.17±1.14aC	55.31±1.22aD	47.66±1.15bE	43.75±0.75bF
Nuclear Integrity						
Gr 1	86.22±0.67aA	72.07±1.25aB	66.89±1.27aC	55.66±0.83aD	48.99±1.02aE	41.27±1.28aF
Gr 2	86.22±0.67aA	80.71±0.94bB	73.29±0.66bC	64.36±0.79bD	57.09±1.24bE	50.27±0.58bF
Gr 3	86.22±0.67aA	84.71±0.76cA	82.29±0.56cB	77.36±0.91cC	73.09±1.15cD	58.27±0.69cE
Gr 4	86.22±0.67aA	74.71±1.05aB	67.29±0.87aC	56.36±0.96aD	48.09±1.09aE	42.17±0.75aF

Means bearing different superscripts within rows (A, B, C, D, E and F) and columns (a, b, c and d) differ significantly ($P < 0.05$), n = 25. Gr 1: Control (0 µg leaf extract/150×10^6 spermatozoa), Gr 2: 300 µg leaf extract/150×10^6 spermatozoa, Gr 3: 500 µg leaf extract/150×10^6 spermatozoa and Gr 4: 700 µg leaf extract/150×10^6 spermatozoa

Table 2. Comparison of biochemical attributes of liquid stored Teressa goat semen following preservation with *Moringa Oleifera* leaves extract (0, 300, 500 and 700 µg leaf extract/150×10^6 spermatozoa) (Mean ± SE)

	30 min	12 h	24 h	48 h	60 h	72 h
Total Cholesterol (µg/10^8 sperm)						
Gr 1	26.99±0.88aA	18.56±0.99aB	14.76±0.89aC	11.68±0.73aD	8.87±0.64aE	5.66±0.66aF
Gr 2	26.99±0.88aA	21.68±1.06bcB	17.49±1.03bC	12.29±0.94aD	9.14±0.98aE	6.09±0.79aF
Gr 3	26.99±0.88aA	23.99±1.12cB	20.65±0.74cC	16.31±1.12bD	13.08±0.70bE	10.13±0.95bF
Gr 4	26.99±0.88aA	20.54±0.94abB	18.32±0.92bcB	12.55±1.04aC	8.55±1.01aD	7.55±0.93aD
Total antioxidant capacity (mM/L)						
Gr 1	1.34±0.06aA	0.80±0.07aB	0.65±0.06aBC	0.57±0.07aCD	0.43±0.04aDE	0.34±0.05aE
Gr 2	1.34±0.06aA	0.88±0.08aB	0.76±0.07abBC	0.63±0.06abCD	0.54±0.07abDE	0.41±0.07abE
Gr 3	1.34±0.06aA	1.12±0.06bB	0.89±0.08bC	0.77±0.04bCD	0.65±0.05bDE	0.52±0.08bE
Gr 4	1.34±0.06aA	0.82±0.05aB	0.70±0.05abBC	0.58±0.05aCD	0.46±0.08aDE	0.37±0.06aE
Malondialdehyde (nM/10^8 sperm)						
Gr 1	2.19±0.03aA	2.72±0.20bB	3.35±0.14cC	3.85±0.14cD	4.47±0.16cE	4.98±0.13cF
Gr 2	2.19±0.03aA	2.45±0.03abB	2.92±0.04bC	3.32±0.05bD	3.75±0.03bE	4.01±0.07bF
Gr 3	2.19±0.03aA	2.21±0.04aB	2.47±0.06aC	2.97±0.04aD	3.33±0.05aE	3.56±0.04aE
Gr 4	2.19±0.03aA	2.44±0.03abB	2.93±0.05bC	3.32±0.06bD	3.85±0.04bE	3.97±0.06bF
Aspartate amino transferase (U/L)						
Gr 1	43.26±1.35aA	66.26±0.95cB	81.92±0.82dC	90.50±0.74dD	99.97±0.76dE	109.72±1.21dF
Gr 2	43.26±1.35aA	61.52±1.11bB	73.28±0.45bC	78.88±0.54bD	82.25±0.43bE	88.36±0.48bF
Gr 3	43.26±1.35aA	56.64±0.84aB	68.66±0.73aC	71.75±0.47aD	75.43±0.44aE	78.47±0.56aF
Gr 4	43.26±1.35aA	65.48±1.23cB	78.73±0.57cC	83.69±0.66cD	88.28±0.57cE	95.54±0.60cF
Alanine amino transferase (U/L)						
Gr 1	15.34±0.34aA	21.58±0.32dB	24.07±0.23dC	28.70±0.39dD	35.98±0.28cE	41.17±0.80dF
Gr 2	15.34±0.34aA	19.29±0.10bB	21.48±0.14bC	23.67±0.35bD	27.28±0.36bE	30.92±0.68bF
Gr 3	15.34±0.34aA	16.36±0.21aB	17.56±0.37aC	18.73±0.48aD	21.44±0.52aE	26.19±0.39aE
Gr 4	15.34±0.34aA	20.42±0.24cB	22.65±0.48cC	25.82±0.33cD	28.25±0.45bE	32.68±0.49cF
Lactate dehydrogenase (U/L)						
Gr 1	215.94±3.10aA	265.33±2.60cB	295.24±2.53dC	335.60±2.50cD	370.00±2.76cE	425.23±2.80dF
Gr 2	215.94±3.10aA	255.12±2.35bB	270.36±2.43bC	315.94±3.47bD	350.22±3.21bE	378.71±3.31bF
Gr 3	215.94±3.10aA	234.42±2.72aB	255.45±2.75aC	280.76±2.48aD	305.28±4.00aE	350.66±2.50aF
Gr 4	215.94±3.10aA	250.80±2.88bB	285.05±3.84cC	330.82±2.54cD	368.08±3.11cE	395.00±3.18cF

Means bearing different superscripts within rows (A, B, C, D, E and F) and columns (a, b, c and d) differ significantly ($P < 0.05$), n = 25. Gr 1: Control (0 µg leaf extract/150×10^6 spermatozoa), Gr 2: 300 µg leaf extract/150×10^6 spermatozoa, Gr 3: 500 µg leaf extract/150×10^6 spermatozoa and Gr 4: 700 µg leaf extract/150×10^6 spermatozoa

Shatavari (*Asparagus racemosus*) na conservação do sémen de pequenos ruminantes

PERUMAL PONRAJ

ICAR - Instituto Central de Investigação Agrícola das Ilhas, Port Blair-744105, Ilhas Andaman e Nicobar, Índia

RESUMO

Foi avaliado o efeito do extrato aquoso de Shatavari *(Asparagus racemosus)* no extensor de sémen sobre os parâmetros de qualidade do sémen de um bode Teressa. Foi selecionado para o estudo um total de 25 amostras de sémen de seis bodes. Os espermatozóides foram incubados em 75, 150 e 300 mg de extrato aquoso como Gr II, III e IV, respetivamente. As amostras de sémen armazenadas em meio líquido foram analisadas quanto à motilidade, viabilidade, anomalias totais dos espermatozóides, membrana plasmática, integridade acrossomal e nuclear, enzimas intracelulares do plasma seminal (aspartato aminotransferase; AST, alanina aminotransferase; ALT e lactato desidrogenase; LDH), e capacidade antioxidante total (TAC) e malondialdeído (MDA) dos espermatozóides e efluxo de colesterol em comparação com o grupo de controlo (Gr I) até 72 h. Os resultados revelaram que o sémen tratado com extrato aquoso (150 mg/dL) tinha uma motilidade significativamente ($P<0,05$) mais elevada, viabilidade, membrana plasmática, integridades acrossomal e nuclear e TAC e tinha significativamente ($P<0,05$) menos anomalias espermáticas totais, AST, ALT, LDH, MDA e efluxo de colesterol em comparação com os de outros grupos tratados com *Asparagus racemosus* e grupos de controlo em diferentes horas de armazenamento líquido. Os parâmetros de qualidade do sémen e os antioxidantes mostraram uma tendência crescente e as anomalias totais do esperma, o MDA, a fuga de enzimas intracelulares e o efluxo de colesterol mostraram uma tendência decrescente do Gr I para o Gr III e depois tendências opostas do Gr III para o Gr IV em diferentes horas de armazenamento líquido. Assim, 150 mg/dL de extrato aquoso *de Asparagus racemosus* foi a dose adequada para a conservação do sémen líquido em cabras Teressa.

Palavras-chave: *Asparagus racemosus,* sémen, cabra Teressa, Ilhas Andaman e Nicobar

Introdução

A cabra Teressa é uma raça caprina única, ameaçada de extinção, dos grupos de ilhas Nicobar das ilhas Andaman e Nicobar, na Índia, e necessita imediatamente de maior atenção para a sua conservação *in-situ/ex-situ* (Jeyakumar *et al.* 2020). O desempenho reprodutivo e a produtividade da cabra Teressa diminuem drasticamente durante os meses secos do verão. O recenseamento do gado do Governo da Índia revelou que a população de cabras diminuiu de 2007 a 2019 (4,25 %) nas ilhas Andaman e Nicobar devido a várias razões, incluindo a consanguinidade intensiva, a falta de reprodutores adequados e a gestão da reprodução.

O armazenamento frio ou líquido de esperma é usado para retardar o metabolismo e manter o esperma viável por um longo período de tempo. Usando um extensor à base de tris-egg yolk-glicerol, o sêmen fresco de cabra foi armazenado efetivamente a 5 ° C por sete dias (El-Battawy 2019). Mas durante todo o longo tempo de armazenamento, a qualidade do esperma se deteriorou. O radical do ânion superóxido (O_2 -) e o peróxido de hidrogênio ($H O_{22}$), que são produzidos pelos elementos celulares do sêmen, são espécies reativas de oxigênio (ROS) que desempenham um papel nessa diminuição (Perumal *et al.* 2011). A peroxidação lipídica tem uma série de impactos negativos, incluindo perda permanente de motilidade, danos ao DNA do espermatozoide e menor fertilidade (Perumal *et al.* 2011). A fim de aumentar a qualidade do sémen, foram também realizados estudos sobre diluentes de sémen caprino, que contêm diferentes aditivos/antioxidantes (Uysal *et al.* 2005).

O Asparagus racemosus é uma dessas plantas medicinais importantes, com uma vasta gama de efeitos farmacológicos e terapêuticos, e é designada como "rasayana" (drogas vegetais que melhoram a saúde geral aumentando a vitalidade e a resistência celular) na Ayurveda (Goyal *et al.* 2003). O shatavari é considerado como "100 cônjuges", o que significa o seu potencial para melhorar a fertilidade e a vitalidade, eficaz no tratamento da impotência reprodutiva (Sharma *et al.* 2003, Thakur *et al.* 2009, Alok *et al.* 2013). *O A. racemosus* é um reconhecido "Rasayana ayurvédico", que retarda a senilidade, aumenta a esperança de vida, reforça a proteção imunogénica, melhora a saúde mental, bem como o vigor, e acrescenta vitalidade ao corpo (Frawley 1997, Gogate 2000). A literatura disponível mostra que o *A. racemosus* tem efeitos benéficos mais elevados e uma propriedade antioxidante potente na preservação do sémen (Kamat *et al.* 2000, Wiboonpun *et al.* 2004). No entanto, existe apenas uma quantidade limitada de investigação sobre os efeitos do *A. racemosus* em extensores de sémen nos parâmetros de qualidade do sémen e na sua capacidade de preservação em espécies caprinas. Por conseguinte, o presente estudo colocou a hipótese de que a inclusão do extrato aquoso de *A. racemosus* poderia melhorar os parâmetros de qualidade do sémen *in-vitro* e os antioxidantes seminais e reduzir a fuga de enzimas intracelulares e o efluxo de colesterol no sémen de Teressa buck das Ilhas Andaman e Nicobar. Por conseguinte, o presente estudo colocou a hipótese de que a inclusão do extrato aquoso de *A. racemosus* poderia melhorar os parâmetros de qualidade do sémen *in vitro*, os antioxidantes seminais e reduzir a fuga de enzimas intracelulares e o efluxo de colesterol no sémen de Teressa buck das Ilhas Andaman e Nicobar. Assim, o objetivo do presente estudo foi avaliar os efeitos de diferentes concentrações do extrato aquoso de *A. racemosus* no extensor de sémen sobre os parâmetros de qualidade do sémen in vitro, os antioxidantes seminais, a fuga de enzimas intracelulares e o efluxo de colesterol do sémen conservado em líquido do pato Teressa das Ilhas Andaman e Nicobar.

MATERIAIS E MÉTODOS

Localização do estudo

O ICAR-AICRP on Goat Improvement, ICAR-Central Island Agricultural Research Institute (ICAR-CIARI), Port Blair, Ilhas Andaman e Nicobar, Índia, situado entre 6°45 e 13°41 de latitude norte e 92°12 e 93°57 de longitude leste, foi o local do presente estudo. Esta experiência foi realizada no pico da estação das chuvas, ou seja, nos meses de julho (precipitação: 583,30 mm, THI: 82,87, hora de luz: 3,50 h) e agosto (precipitação: 622,20 mm, THI: 82,05, hora de luz: 4,17 h) nas ilhas Andaman e Nicobar, na Índia.

Animais de laboratório

Foram seleccionados para esta experiência seis (n=6) indivíduos saudáveis com um índice de condição corporal de 2,5 a 3,5 (boa condição). Foram seleccionados para a experiência cabritos da raça Teressa com três a quatro anos de idade, pesando 34 a 36 kg. As cabras da raça Teressa eram mantidas num sistema semi-intensivo que lhes permitia o acesso à pastagem natural das 7:00 às 12:00 horas e as mantinha no pavilhão durante o resto do dia. Os animais foram mantidos sob práticas de maneio uniformes, de acordo com o programa da exploração. De acordo com o programa da exploração, foram efectuados os procedimentos gerais de desparasitação, vacinação, prevenção de doenças, corte dos pêlos do pénis e aparo das patas.

Preparação do extrato aquoso de Asparagus racemosus

A. racemosus é também chamada Shatavari, Satawar ou Shatuli, e pertence à família Asparagaceae. As raízes de *A. racemosus* foram adquiridas no mercado local. O extrato aquoso de A. racemosus foi preparado a partir das raízes de *A. racemosus* no Laboratório de Ciência Animal do Instituto (ICAR-CIARI, Port Blair). O pó seco da raiz foi embebido em água destilada durante 5 h a 80 °C. O sedimento foi separado por filtração e o filtrado foi concentrado por liofilização. O extrato aquoso obtido de *A. racemosus* foi processado com um pequeno pulverizador e mantido a 25 °C para utilização posterior.

Preparação do extensor de sémen

O extensor de sémen Tris-glicose-citrato-gema de ovo (TGCE) utilizado neste estudo continha Tris: 2,4 g, glicose: 1 g, ácido cítrico: 1,4 g, gema de ovo fresca: 20 mL, estreptomicina: 100 mg/mL e penicilina G de sódio: 100 µg/mL e água bidestilada até 100 mL. O extensor de sémen foi dividido em quatro alíquotas iguais e as diferentes concentrações de extrato aquoso de *Asparagus racemosus* (Gr I: 0, Gr II: 75, Gr III: 150 e Gr IV: 300 mg por 100 mL de extensor) foram adicionadas e misturadas cuidadosamente com a utilização de um agitador magnético durante 15 minutos, filtradas e depois colocadas em banho-maria (37 °C). As amostras de sêmen foram estendidas lentamente com o uso do extrato de folhas incluído no extensor TGCE (concentração final de 150×10^6

espermatozóides por mL). Assim, esses grupos experimentais tiveram diferentes concentrações de extrato aquoso em 150×10^6 espermatozóides. O extensor para o grupo de controlo (Gr I) não continha extrato de folhas.

Recolha de sémen

Os ejaculados de sémen foram recolhidos de cada macho duas vezes por semana, entre as 6h00 e as 7h30 da manhã, utilizando um método normalizado de vagina artificial. Foram recolhidos dois ejaculados de cada macho, com um intervalo de uma hora entre eles. Estes ejaculados foram colocados num banho de água (37 °C) imediatamente após a colheita do sémen e testados quanto às características de rotina da qualidade do sémen, tais como o volume, a cor, o pH, a concentração de espermatozóides e a atividade da massa. Os ejaculados com uma ampla gama de pH, padrões de cor estranhos ou uma pequena quantidade foram rejeitados, enquanto os restantes ejaculados foram inspeccionados e processados para investigação futura. Os ejaculados foram testados para parâmetros seminais de rotina e aceites para avaliação depois de cumprirem as normas do Protocolo Padrão Mínimo (PMP), tais como concentração: $>2,5 \times 10^9$ espermatozóides/mL; atividade de massa: $>3+$, motilidade individual: $>70\%$, e anormalidade geral não superior a 10%. Seguindo a metodologia de seleção acima descrita, foram escolhidos 50 de 72 ejaculados (6 patos x 12 ejaculados). Na sequência das avaliações preliminares, dois ejaculados sucessivos do mesmo macho (doravante designados por "amostra", n = 25) foram agrupados e tratados com uma diluição inicial dupla com um extensor de gema de ovo Tris-frutose-citrato específico para caprinos, previamente aquecido (37 °C). Assim, 50 ejaculados escolhidos foram agrupados a partir de 72 recolhas originais para fornecer 25 amostras para a experiência. As amostras parcialmente diluídas foram transportadas para o laboratório num frasco isolado cheio de água quente (37 °C) para processamento posterior. As amostras de esperma diluídas foram retidas em tubos de vidro e arrefecidas de 37 para 5°C a uma taxa de 0,2-0,3°C/min, sendo depois mantidas a 5°C durante toda a experiência. As características da qualidade do esperma foram testadas após 30 minutos, 12 horas, 24 horas, 48 horas, 60 horas e 72 horas.

Avaliação do sémen

Os parâmetros seminais, nomeadamente a motilidade dos espermatozoides (Perumal *et al.* 2011), a viabilidade e as anomalias morfológicas totais dos espermatozoides através da coloração com Eosina-Nigrosina (Agarwal *et al.* 2016), a integridade acrossomal através da coloração com Giemsa (Selvaraju *et al.* 2008) e a integridade da membrana plasmática através do teste de dilatação hipo-osmótica (Nur *et al.* 2011) e a integridade nuclear através da técnica de coloração de Feulgen (Barth e Oko 1989) foram determinados com procedimentos normalizados.

Ensaios bioquímicos

Uma alíquota de sémen de cada amostra foi centrifugada a 3000 × g durante 15 minutos a 4°C; os pellets de esperma foram separados e lavados por ressuspensão em tampão fosfato salino (PBS) e centrifugados (três vezes). Uma gota de plasma seminal foi examinada num microscópio de alta potência para verificar se não continha espermatozóides. Os espermatozóides foram adicionados a 1 mL de água desionizada após a centrifugação final, congelados e mantidos a -80°C para análise posterior. A concentração de espermatozóides foi avaliada no momento da estimativa e depois rediluída para incluir 150 milhões de células por mL.

O MDA e o colesterol total foram medidos nos espermatozóides, enquanto AST, ALT, LDH e TAC foram avaliados no plasma seminal.

O nível de peroxidação lipídica dos espermatozóides foi medido através da determinação da produção de malondialdeído (MDA) usando ácido tiobarbitúrico (TBA) de acordo com o método de Suleiman *et al.* (1996). Os antioxidantes no plasma seminal (mM/L) foram estimados pelo kit de ensaio colorimétrico TAC (709001; Cayman Chemical Co., EUA) de acordo com as directrizes do fabricante. O conteúdo de colesterol nos espermatozóides foi estimado com o uso do kit de ensaio de colesterol (Span Diagnostics Ltd., Índia), e os resultados foram expressos como µg de colesterol/10^8 espermatozóides. As actividades de enzimas intracelulares, como AST, ALT e LDH, foram estimadas no plasma seminal com um kit de ensaio (Span Diagnostics Ltd., Índia).

Análise estatística

Para determinar qualquer possível diferença nos parâmetros experimentais observados em relação ao tratamento e aos períodos de armazenamento líquido (controlo e tratamentos e diferentes horas de armazenamento), foi aplicada uma ANOVA de duas vias utilizando o software de análise estatística (SAS, versão 9.3.1; SAS Institute, Inc., Cary, NC, 2011) e, para comparação múltipla, foi aplicado o teste de gama múltipla de Duncan. Os valores médios foram expressos como média ± SEM. As diferenças foram consideradas significativas se *P<0,05*.

RESULTADOS

O presente estudo revelou que o sémen de cabra Teressa era maioritariamente de cor branca cremosa, com um volume médio de 0,92 ± 0,23 ml, atividade de massa de 3,75 ± 0,05, pH de 6,88 ± 0,04, concentração de $3,74 \pm 0,07 \times 10^9$ espermatozóides por ml, motilidade de $86,16 \pm 1,62\%$, viabilidade de $87,32 \pm 0,93\%$, anomalia total de espermatozóides de $6.26 \pm 0,16\%$, integridade acrossomal de $88,79 \pm 1,10\%$, integridade da membrana plasmática de $87,60 \pm 1,36\%$, integridade nuclear de $86,22 \pm 0,67\%$, TAC de $1,34 \pm 0,06$ mM/L, MDA de $2.19 \pm 0,03$ nM/10^8 espermatozóides, colesterol total de $26,99 \pm 0,88$ µg/10^8 espermatozóides, AST de $43,26 \pm 1,35$ U/L, ALT de $15,34 \pm 0,34$ U/L e LDH de $215,94 \pm 3,10$ U/L. Os resultados revelaram que o sémen tratado com 150 mg de espermatozóides de extrato aquoso tinha uma motilidade significativamente ($p < 0,05$) mais elevada, viabilidade, membrana plasmática, integridade acrossomal e nuclear e TAC e tinha significativamente ($p < 0,05$) menos anomalias espermáticas totais, fuga de AST, ALT e LDH, MDA e efluxo de colesterol em comparação com os dos grupos de controlo, 75 mg e 300 mg tratados em diferentes horas de armazenamento líquido (Figura 1 e Figura 2). Além disso, estes parâmetros de qualidade do sémen e os antioxidantes mostraram uma tendência crescente e a anomalia total dos espermatozóides, o MDA, a fuga de enzimas intracelulares e o efluxo de colesterol mostraram uma tendência decrescente do Gr I para o Gr III e depois tendências opostas do Gr III para o Gr IV em diferentes horas de armazenamento líquido. Assim, 150 mg/dL foi a dose óptima ou adequada para a conservação líquida do sémen de Teressa buck. Além disso, o extrato de folha a 75 e 300 mg por dL foi inferior em comparação com o tratamento de 150 mg/dL para estas características do sémen, e houve uma diferença significativa ($\square < 0,05$) entre 75 e 300 mg/dL para estas respostas. Os dados deste experimento evidenciaram que a adição do extrato aquoso de *Asparagus racemosus*, especialmente a 150 mg/dL, ao diluente de sêmen resultou em melhora significativa na qualidade do sêmen, na atividade antioxidante e na redução do efluxo de colesterol, do extravasamento de enzimas intracelulares e da produção de MDA no sêmen caprino armazenado *in vitro* a 5°C por 30 min, 12 h, 24 h, 48 h, 60 h e 72 h.

DISCUSSÃO

Nas últimas décadas, a conservação do sémen de animais de grande porte tem tido um sucesso considerável a nível industrial; no entanto, ainda não se conseguiu uma melhoria semelhante nas espécies de pequenos ruminantes, especialmente na cabra. O declínio da qualidade do sémen durante a conservação ainda não foi esclarecido. Investigações anteriores revelaram que a adição de antioxidantes pode aumentar drasticamente os perfis de qualidade do sémen, minimizando a produção de MDA (Maxwell e Salamon 1993). Estudos anteriores revelaram que a adição de antioxidantes no extensor de sémen melhora a qualidade do sémen (glutatião: Perumal *et al*. 2013, taurina: Perumal *et al*. 2013, catalase: Perumal *et al*. 2013, trealose: Perumal *et al*. 2015, superóxido dismutase: Perumal 2014, melatonina: Perumal *et al*. 2015, cloridrato de cisteína: Perumal *et al*., 2014). Além disso, a alimentação de antioxidantes (Jayaganthan *et al*. 2013) ou a implantação de melatonina de libertação lenta (Perumal *et al*. 2018) ou óleo de linhaça (Perumal *et al*. 2019) foram tentadas para melhorar os perfis de qualidade do sémen e reduzir os efeitos deletérios do stress oxidativo durante a preservação do sémen. Assim, vários antioxidantes químicos, agentes quelantes de membrana, estabilizadores de membrana ou enzimas foram adicionados ao diluidor de sémen, mas esses antioxidantes por vezes perturbam a osmolaridade do diluidor. Os antioxidantes químicos proporcionam benefícios de uma forma e podem ser prejudiciais de outra (podem estimular uma reação inflamatória/imune nas fêmeas durante a inseminação artificial). No entanto, os antioxidantes à base de plantas não têm esses efeitos deletérios e este problema pode ser resolvido utilizando um antioxidante de boa qualidade que seja de origem natural (não química). Por conseguinte, recentemente, foram utilizados antioxidantes naturais ou à base de plantas em extensores de sémen (Wen *et al.* 2019); o extrato de raiz de *Asparagus racemosus* (Shatavari) tem sido utilizado por muitos investigadores como um potencial antioxidante (Kamat *et al.* 2000, Goyal *et al.* 2003). No entanto, não havia literatura sobre o efeito protetor do extrato aquoso de Shatavari na qualidade do sémen e na inibição da produção de peróxido lipídico. Por conseguinte, este relatório é o primeiro em patos Teressa após a suplementação de extrato aquoso de Shatavari no diluidor de sémen de pato.

As membranas plasmáticas dos espermatozóides dos mamíferos são altamente polinsaturadas, o que as torna susceptíveis aos peróxidos lipídicos que, em última análise, causam a degradação da função espermática devido à diminuição da motilidade, ao aumento dos danos no ADN dos espermatozóides e à diminuição da fertilidade (Perumal *et al.* 2018). Os sistemas antioxidantes do plasma seminal e dos espermatozóides são prejudicados ao longo da fase de processamento do sémen (Perumal *et al.* 2018). Devido à diluição do sémen com extensor e ao aumento da formação de moléculas de espécies reativas de oxigénio durante o processo de conservação líquida, a concentração de antioxidantes diminui (Kumar *et al.* 2011). Como um mecanismo de defesa contra a peroxidação lipídica no esperma e no sémen, foram descritos sistemas antioxidantes naturais e artificiais (Shoae e Zamiri 2008). Os antioxidantes exógenos e os antioxidantes endógenos que trabalham em conjunto podem, assim, reduzir os efeitos do stress oxidativo durante a preservação do esperma, ao mesmo tempo que melhoram a qualidade do sémen líquido e criopreservado. De acordo com o presente estudo, *o Asparagus racemosus* aumentou a biodisponibilidade de antioxidantes como o TAC, protegendo e aumentando a sua disponibilidade. Ao atuar potencialmente como antioxidante e ao trabalhar em conjunto com outros antioxidantes já utilizados, *o Asparagus racemosus* reduz a produção de radicais livres e de ROS. Consequentemente, no estudo, o sémen de pato tratado com *Asparagus racemosus*, o nível de antioxidantes aumentou e o MDA diminuiu. De acordo com os resultados do presente estudo, o extrato aquoso de *Asparagus racemosus* aumentou a quantidade de antioxidantes e reduziu a quantidade de radicais livres no sémen de bode Teressa.

No nosso estudo, o aditivo à base de plantas melhorou significativamente a motilidade do esperma, a viabilidade, a integridade do acrossoma, a integridade da membrana plasmática e a integridade nuclear. Simultaneamente, o extrato de Shatavari reduziu significativamente a anormalidade morfológica dos espermatozóides e a peroxidação lipídica (MDA) da membrana plasmática dos espermatozóides em cabras Teressa. No entanto, não foi realizada uma investigação semelhante com a utilização de antioxidante à base de plantas no diluidor de sémen de cabra para comparar com os resultados do presente estudo. Havia informações limitadas disponíveis sobre o uso dessas ervas específicas em seres humanos, porcos e animais de laboratório (Kopalli *et al.* 2015, Kumar *et al.* 2018, Ansari e Khan 2017). Em ratos, *Chlorophytum borivilianum*, *Asparagus racemosus* e rizomas de *Curculigo orchioides* melhoraram a libido, o comportamento de capacidade de acasalamento e o comportamento afrodisíaco em ratos machos (Thakur *et al.* 2009). Durante o processamento e a conservação do sémen, a produção excessiva de peróxidos lipídicos devido à oxidação-redução de ácidos gordos polinsaturados nas membranas do esperma de corço conduz a um desequilíbrio entre as actividades antioxidantes e pró-oxidantes (Zhao *et al.* 2009). No nosso estudo, obteve-se uma correlação negativa entre os parâmetros do esperma e o MDA e uma correlação positiva entre as anomalias do esperma e o MDA; por conseguinte, sugeriu-se que o extrato de raiz de *Asparagus racemosus* protegia adequadamente o esperma dos aniões superóxido e da peroxidação lipídica. Achados semelhantes foram relatados por Wen *et al.* (2019) que a motilidade, viabilidade, integridade da membrana plasmática, integridade acrossomal, potencial de membrana mitocondrial e atividade antioxidante total foram maiores e a produção de MDA foi menor em 30 mg / L GSPE (extrato de procianidina de semente de uva) tratado em comparação com o grupo controle. Além disso, Wen *et al.* (2019) também relataram que um tamanho de ninhada maior foi obtido por IA com o uso de sêmen incluído no GPSE em comparação com o grupo de controle não tratado. Da mesma forma, o extrato aquoso de *Rhodiola sacra* também aumentou significativamente a concentração de GSH e diminuiu a produção de MDA no sémen congelado e descongelado do javali (Zhao *et al.* 2009). Os resultados do presente estudo indicaram claramente que o extrato aquoso de *Asparagus racemosus* aumentou a motilidade progressiva, a viabilidade, a integridade da membrana plasmática, a integridade acrossomal e a integridade nuclear nos grupos de tratamento do que no grupo de controlo não tratado, enquanto os espermatozóides morfologicamente anormais e a produção de MDA foram maiores no controlo em comparação com os grupos de tratamento no sémen de cabra. Wen *et al.* (2019) relataram que *o Asparagus racemosus* aumentou a motilidade espermática de 68,59% para 78,20% após 3 dias em sêmen líquido preservado. Assim, o extrato aquoso de *Asparagus racemosus pode* ser capaz de proteger o esperma do bode de diferentes danos crio.

A concentração das enzimas do plasma seminal (AST, ALT e LDH) é essencial para o metabolismo e a função do esperma (Perumal *et al.* 2015). Estas enzimas intracelulares no plasma seminal são um indicador fiável da qualidade do esperma devido à sua ligação à integridade da membrana do esperma (Pesch *et al.* 2006). Uma maior quantidade de enzimas intracelulares está presente no fluido extracelular como resultado de danos na membrana do esperma e o simples vazamento de enzimas de espermatozóides danificados (Perumal *et al.* 2015). A ligação entre enzimas intracelulares e motilidade, motilidade progressiva e espermatozóides vivos foi descrita por Pesch *et al.* (2006). A membrana acrossomal, a membrana plasmática, a membrana mitocondrial e os flagelos dos espermatozóides foram todos preservados pelo extrato de folhas de *Asparagus racemosus* no presente estudo. Como resultado, em comparação com o sémen do grupo de controlo não tratado, o sémen tratado com extrato de folhas tinha níveis mais baixos de enzimas intracelulares.

Do mesmo modo, o extrato de alecrim no extensor de sémen melhorou a capacidade de penetração dos espermatozóides, a taxa de clivagem dos oócitos e a taxa de fertilização (Malo *et al.* 2011). Além disso, Malo *et al.* (2011) também relataram que a inclusão de alecrim exógeno no meio de congelação aumentou a qualidade do sémen pós-descongelação em espécies suínas. Da mesma forma, o extrato aquoso de *Rhodiola sacra* (RSAE) expressou uma maior propriedade de limpeza contra o radical anião superóxido (Zhao *et al.* 2009). Zhao *et al.* (2009) relataram que houve uma melhoria significativa na motilidade progressiva, integridade da membrana plasmática, integridade da membrana funcional e fertilidade no sémen tratado com extrato aquoso de *Rhodiola sacra*. À semelhança dos resultados do presente estudo, El-Sheshtawy *et al.* (2016) relataram que a inclusão de 10% e 20% de sumo de romã no extensor de sémen de touro aumentou a qualidade do sémen congelado-descongelado. Khan *et al.* (2017) demonstraram que a inclusão de extrato de chá verde no extensor melhorou a motilidade pós-descongelamento, a viabilidade e a integridade da membrana plasmática no touro Achai. Da mesma forma, Vahedi *et al.* (2018) relataram que a suplementação de extrato de *Thymus vulgaris* no extensor de sêmen na taxa de 4-8 mL / dL melhorou os parâmetros de qualidade do sêmen pós-descongelamento em carneiro. Pour *et al.* (2015) relataram que a inclusão de 5% de extrato de *Tribulus terrestris* no extensor de sêmen melhorou os parâmetros de qualidade do sêmen em carneiros Afshari em sêmen líquido preservado a 5 ° C. No entanto, no estudo humano, a adição de extrato de *T. terrestris* no extensor de sémen não reduziu a fragmentação do ADN (Kumar *et al.*, 2018). Da mesma forma, a suplementação de extrato de *Camellia sinensis* (10 mg / L) no extensor à base de lecitina de soja melhorou os perfis de qualidade do sêmen pós-descongelamento em cabras.

A qualidade do sémen é afetada pelo extrato aquoso de *Asparagus racemosus de* uma forma dependente da dose (Shokry *et al.* 2020). Um excesso de antioxidante no extensor de sémen causou uma fluidez da membrana plasmática acima do nível desejado, de acordo com o relatório de Shoae e Zamiri (2008), o que tornou os espermatozóides mais vulneráveis à destruição acrosomal e a danos na membrana plasmática. Além disso, a quantidade de antioxidante fornecida ao extensor precisa ser avaliada, uma vez que altas doses de antioxidante podem prejudicar os espermatozóides devido a mudanças no estado fisiológico do extensor. Maior viscosidade do diluente, maior quantidade de detritos no diluente, menor pressão osmótica do diluente, diminuição da integridade funcional do acrossoma e da membrana plasmática, maior suplementação de antioxidantes que não inibe a produção de ROS e concomitantemente aumenta os danos aos espermatozóides, e um excesso de antioxidantes que perturba o equilíbrio entre radicais livres e antioxidantes são algumas alterações potenciais no estado fisiológico do extensor (Rahal *et al.* 2014, Lv *et al.* 2019). Assim, uma concentração maior que a ideal ou limiar de aditivos, antioxidantes ou extratos de ervas altera o estado fisiológico do extensor e causa destruição de espermatozóides, efeitos negativos nos parâmetros de qualidade do sêmen e infertilidade. Na cabra, a taxa de sobrevivência dos espermatozóides aumenta à medida que a quantidade de antioxidante dada ao extensor aumenta do controlo para o ótimo e depois diminui à medida que o nível de antioxidante aumenta. No entanto, uma dosagem de antioxidante mais elevada do que o necessário revelou-se prejudicial para os espermatozóides (Perumal *et al.* 2015). No presente estudo, os espermatozóides tratados com extractos aquosos de raízes (75, 150 e 300 mg/dL) mostraram um efeito favorável substancial em comparação com os do grupo de controlo não tratado. No entanto, 150 mg no extensor de sémen mostraram um efeito benéfico significativamente mais elevado em comparação com 75 e 300 mg; isto implica que os 300 mg foram sobredosados e tóxicos para os espermatozóides e 75 mg foi uma dose insuficiente em comparação com 150 mg. Assim, 150 mg foi a dose óptima ou adequada para a conservação líquida do sémen de cabra Teressa. A qualidade superior do sémen nas espécies animais (Kamat *et al.* 2000, Wiboonpun *et al.* 2004) devido à inclusão do extrato aquoso de *Asparagus racemosus* foi previamente documentada sob a forma de motilidade e membrana acrossomal intacta. A percentagem mais elevada de membrana plasmática intacta e de membrana acrossomal dos espermatozóides obtida no presente estudo no sémen tratado com 150 mg/dL; por conseguinte, esta amostra de sémen tratado com extrato aquoso tinha maior motilidade. É difícil comparar os resultados do presente estudo com os de estudos anteriores devido a diferenças nos protocolos de preservação, nas formulações de extensores entre laboratórios, no tempo de adição/exposição de esperma com extrato de folhas, na concentração de extractos de folhas, entre espécies, em diferentes métodos de ensaio, em espécies experimentais e na variação individual dos animais.

No nosso estudo, perfis de qualidade do sémen e atividade antioxidante mais elevados e menor anormalidade morfológica dos espermatozóides e MDA no sémen suplementado com *A. racemosus* devido à maior concentração de poli-carboidratos, que inclui fruto-oligossacarídeo com um grau médio de polimerização e uma quantidade rica de esteróis e saponinas esteroidais (Shatavarins I-IV) (Alok *et al.* 2013). A Shatvarina I é um glicosídeo principal com 3 moléculas de glicose e ramnose ligadas à sarsapogenina, que é importante para estabelecer a disponibilidade suficiente de hormonas para as gónadas (Kukasawa *et al.* 1994).

O presente estudo concluiu que a adição de 150 mg/dL de extrato aquoso de raiz de *Asparagus racemosus* no extensor de sémen reduziu o stress físico e oxidativo, aumentou os níveis de antioxidantes, melhorou os parâmetros de qualidade do sémen e diminuiu a fuga de enzimas e a formação de radicais livres no sémen de um bode Teressa. Apesar dos resultados positivos, presume-se que as células de esperma tratadas com extrato de *Asparagus racemosus* mostrarão um melhor nível de potencial de fertilização em estudos de fertilidade *in-vitro* ou *in-vivo* com uma taxa mais elevada de gravidez no campo. A fim de confirmar os resultados actuais e estabelecer definitivamente os efeitos benéficos da suplementação com *Asparagus racemosus* para o armazenamento líquido e a criopreservação do sémen de cabras Teressa no ecossistema tropical húmido das ilhas Andaman e Nicobar, é necessária mais investigação sobre o efeito de diferentes dosagens do extrato aquoso da raiz de *Asparagus racemosus* no extensor de sémen em ensaios de fertilidade in *vitro* e *in vivo*.

REFERÊNCIAS

Agarwal A, Gupta S e Sharma R. 2016. Procedimento de coloração com Eosina-Nigrosina. In: Agarwal A, Gupta S, Sharma R. (Eds.), Andrological evaluation of male infertility. Springer. https://doi.org/10.1007/978-3-319-26797-5_8

Alok S, Jain S K, Verma A, Kumar M, Mahor A e Sabharwal M. 2013. Perfil da planta, fitoquímica e farmacologia de Asparagus racemosus (Shatavari): Uma revisão. *Asian Pacific Journal of Tropical Disease* 3: 242-251.

Ansari M M e Khan H A. 2017. O cloridrato de ioimbina melhora a artrite induzida pelo colagénio tipo II, visando o stress oxidativo e as citocinas inflamatórias em ratos Wistar. *Toxicologia Ambiental* 32: 619-629.

Barth A D e Oko R J. 1989. Preparação do sémen para exame morfológico. In: Morfologia anormal de espermatozóides bovinos. Ames, IA: Iowa State University Press. pp. 8-18.

El-Battawy K A. 2019. Preservação do sémen de cabra a 5°C com ênfase na sua congelabilidade e no impacto da melatonina. *Revista Internacional de Investigação em Ciências Veterinárias* 5(2): 0355-0358.

El-Sheshtawy R I, Gamal A e El-Nattat WS. 2016. Efeitos do sumo de romã no extensor à base de Tris na qualidade do sémen de bovinos após refrigeração e criopreservação. *Asian Pacific Journal of Reproduction* 5: 335-339.

Frawley D. 1997. Ayurvedic healing-a comprehensive guide. Motilal Banarsidass Publishers Private Limited, Deli.

Gogaṭe V M. 2000. Farmacologia ayurvédica e usos terapêuticos de plantas medicinais (Dravyagunavignyan). Bharatiya Vidya Bhavan, Delhi.

Goyal R K, Singh J e Lal H. 2003. Asparagus racemosus - uma atualização. *Jornal Indiano de Ciências Médicas* 57: 408-414.

Jayaganthan P, Perumal P, Balamurugan T C, Verma R P, Singh L P, Pattanaik A K e Meena K. 2013. Efeitos da suplementação com *Tinospora cordifolia* na qualidade do sémen e no perfil hormonal do carneiro. *Ciência da Reprodução Animal* 140(1): 47-53.

Jeyakumar S, Sunder J, Yadav S P, De A K, Kundu A, Kundu M S e Sujatha T. 2020. Estimativa da diversidade genética entre a população de cabras Teressa das ilhas A e N utilizando marcadores de microssatélites. *Indian Journal of Animal Research* 54(12): 1465-1469.

Kamat J P, Boloor K K, Devasagayam T P e Venkatachalam S R. 2000. Propriedades antioxidantes de Asparagus racemosus contra danos induzidos por radiação γ em mitocôndrias de fígado de rato. *Journal of Ethnopharmacology* 71: 425-435.

Khan H, Khan M, Qureshi M S, Shakoor A, Gohar A, Ullah H, Hussain A, Khatri P, Shah SSA, Rehman H e Khan A. 2017. Efeito do extrato de chá verde (Camellia sinensis) nos indicadores de fertilidade dos espermatozóides de touro pós-descongelados. *Jornal de Zoologia do Paquistão* 49: 1243-1249.

Kopalli S R, Hwang S Y, Won Y J, Kim S W, Cha K M, Han C K, Hong JY e Kim S K. 2015. O extrato de ginseng vermelho coreano rejuvenesce a ineficácia testicular e o processo de maturação do esperma em ratos idosos, regulando as proteínas redox e os mecanismos de defesa oxidativa. *Experimental Gerontology* 69: 94-102.

Kukasawa N, Sekine T, Kashiwagi Y, Ruangrungsi N e Murakoshi I. 1994. Estrutura da asparagamina A, um novo alcaloide policíclico de Asparagus racemosus. *Boletim Químico e Farmacêutico* 42: 1360-1362.

Kumar R, Jagan Mohanarao G, Arvind A e Atreja S K. 2011. Genotoxicidade induzida por congelamento e descongelamento em espermatozóides de búfalo (Bubalus bubalis) em relação ao estado antioxidante total. *Relatórios de Biologia Molecular* 38(3): 1499-1506.

Kumar S, Kumar A, Honparkhe M, Singh A, Malhotra P, Gandotra V e Singh P. 2018. Efeitos da suplementação dietética de ervas na qualidade do sémen e no stress oxidativo em touros de búfalo subférteis. *International Journal Livestock Research* 8: 56-66.

Lv C, Larbi A, Wu G, Hong Q e Quan G. 2019. Melhorar a qualidade do sémen de cabra criopreservado com um extensor de touro comercial suplementado com resveratrol. *Ciência da Reprodução Animal* 208: 106-127.

Malo C, Gil L, Cano R, Martínez F e Galé I. 2011. Efeito antioxidante do alecrim (Rosmarinus officinalis) nos espermatozóides epididimários de varrasco durante a criopreservação. *Theriogenology* 75: 1735-1741.

Maxwell W M e Salamon S. 1993. Armazenamento líquido de sémen de carneiro: uma revisão. *Reproduction, Fertility and Development* 5: 613-638.

Nur Z, Seven-Cakmak S, Ustuner B, Cakmak I, Erturk M, Abramson C I, Sağirkaya H e Soylu M K. 2011. O uso do teste de inchaço hipo-osmótico, teste de água e coloração supravital na avaliação do esperma de zangão. *Apidologie* 43(1): 31-38.

Perumal P, Chamuah J K e Rajkhowa C. 2013. Efeito da catalase no armazenamento líquido (5ºC) do sémen de mithun (*Bos frontalis*). *Jornal de Reprodução do Pacífico Asiático* 2 (3): 209-14.

Perumal P, Chamuah J K, Nahak A K e Rajkhowa C. 2015. Efeito da melatonina no armazenamento líquido (5°C) do sémen com estudo retrospetivo da taxa de parto em diferentes estações do ano em Mithun (Bos frontalis). *Asian Pacific Journal of Reproduction* 4(1): 1-12.

Perumal P, Chang S, Baruah K K e Srivastava N. 2018. A administração de melatonina exógena de liberação lenta modula, perfis de estresse oxidativo e capacidade de fertilização *in vitro* dos espermatozóides de mithun criopreservados. *Theriogenology* 120: 79-90.

Perumal P, Chang S, Khate K, Vupru K e Bag S. 2019. A suplementação alimentar de óleo de linhaça modula a produção de sémen e os seus parâmetros de qualidade, congelabilidade, perfis de stress oxidativo, biometria escrotal e testicular e perfis endocrinológicos em mithun. *Theriogenology* 136: 47-59.

Perumal P, Selvaraju S, Selvakumar S, Barik A K, Mohanty D N, Das S, Das R K e Mishra P C. 2011. Effect of pre-freeze addition of cysteine hydrochloride and reduced glutathione in semen of crossbred jersey bulls on sperm parameters and conception rates. *Reprodução em animais domésticos* 46(4): 636-641.

Perumal P, Vupru K e Rajkhowa C. 2013. Efeito da adição de glutatião reduzido no armazenamento líquido (5°C) do sémen de mithun (*Bos frontalis*). *Indian Journal of Animal Sciences* 83(10): 1024-8.

Perumal P, Vupru K e Rajkhowa C. 2013. Efeito da adição de taurina no armazenamento líquido (5° C) do sémen de mithun (*Bos frontalis*). *Medicina Veterinária Internacional* 2013: 1-7; Artigo ID 165348.

Perumal P, Vupru K e Rajkhowa C. 2014. Efeito da adição de cloridrato de cisteína no armazenamento líquido (5° C) do sémen de mithun (*Bos frontalis*). *Indian Veterinary Journal* 91(2):76-8.

Perumal P, Vupru K e Rajkhowa C. 2015. Efeito da adição de trealose no armazenamento líquido (5° C) do sémen de mithun (*Bos frontalis*). *Indian Journal of Animal Research* 49(6): 837-46.

Perumal P. 2014. Efeito da superóxido dismutase no armazenamento líquido (5° C) do sémen de mithun (*Bos frontalis*). *Journal of Animals* 2014: 1-9; Artigo ID 821954.

Pesch S, Bergmann M e Bostedt H. 2006. Determinação de algumas enzimas e macro e microelementos no plasma seminal de garanhões e suas correlações com a qualidade do sémen. *Theriogenology* 66(2): 307-313.

Pour S S, Pirestani A, Alirezai M e Shafiyei K. 2015. O efeito da adição de diferentes níveis de extrato aquoso de Tribulus terrestris no extensor sobre a motilidade espermática de carneiros Afshari a 5 C. *Journal of Chemical and Pharmaceutical Research* 7: 957-959.

Rahal A, Kumar A, Singh V, Yadav B, Tiwari R, Chakraborty S e Dhama K. 2014. Stress oxidativo, prooxidantes e antioxidantes: a interação. *BioMed Research International* 2014: 761264. doi: 10.1155/2014/761264

Selvaraju S, Ravindra J P, Ghosh J, Gupta P S P e Suresh K P. 2008. Evaluation of sperm functional attributes in relation to in vitro sperm-zona pellucida binding ability and cleavage rate in assessing frozen thawed buffalo (*Bubalus bubalis*) semen quality. *Animal Reproduction Science* 106: 311-321.

Sharma R K e Dash B. 2003. Charaka Samhita-text com tradução inglesa e exposição crítica baseada no Ayurveda dipika de Chakrapani Datta. Chowkhamba Varanasi, Varanasi, Índia.

Shoae A e Zamiri M J. 2008. Effect of butylated hydroxytoluene on bull spermatozoa frozen in egg yolk-citrate extender. *Animal Reproduction Science* 104(2-4): 414-418.

Shokry D M, Badr M R, Orabi S H, Khalifa H K, El-Seedi H R e Abd Eldaim M A. 2020. O extrato de folhas de Moringa oleifera melhora os caracteres de sémen fresco e criopreservado de carneiros Barki. *Theriogenology* 153: 133-142.

Suleiman S A, Ali M E, Zaki Z M S, el-Malik E M e Nasr M A. 1996. Peroxidação lipídica e motilidade dos espermatozóides humanos: papel protetor da vitamina E. *Journal of Andrology* 17(5): 530-537.

Thakur M, Chauhan N S, Bhargava S e Dixit V K. 2009. Um estudo comparativo sobre a atividade afrodisíaca de algumas ervas ayurvédicas em ratos albinos machos. *Archives of Sexual Behavior* 38: 1009-1015.

Uysal O, Bucak M N, Yavas I, Varish O e Safa Gurcan I. 2005. Avaliação do esperma de carneiro congelado com várias concentrações de taurina. *Indian Veterinary Journal* 82(10): 1059-61.

Vahedi V, Hedayat Evrigh N, Behroozlak M e Dirandeh E. 2018. Efeitos antioxidantes do extrato de tomilho (Thymus vulgaris) na qualidade do esperma de carneiro durante a criopreservação. *Jornal Iraniano de Ciência Animal Aplicada* 8: 263-269.

Wen F, Li Y, Feng T, Du Y, Ren F, Zhang L, Han N, Ma S, Li F, Wang P e Hu J. 2019. O extrato de procianidina de semente de uva (GSPE) melhora a qualidade do esperma de cabra quando preservado a 4 C. *Animais* 9.

Wiboonpun N, Phuwapraisirisan P e Tip-pyang S. 2004. Identificação do composto antioxidante de Asparagus racemosus. *Investigação em Fitoterapia* 18: 771-773.

Zhao H W, Li Q W, Ning G Z, Han Z S, Jiang Z L e Duan Y F. 2009. O extrato aquoso de Rhodiola sacra (RSAE) melhora as características bioquímicas e espermáticas do sémen de javali criopreservado. *Theriogenology* 71: 849-857.

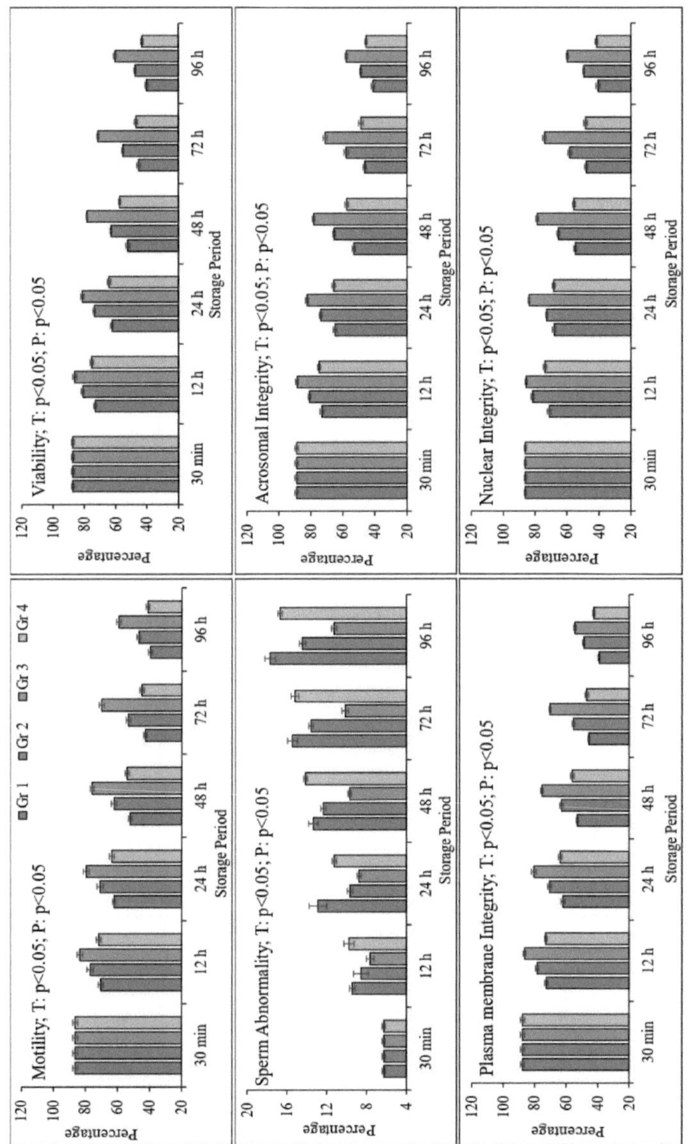

Figure 1. Comparison of semen quality parameters of liquid stored (P: Storage Period) Teressa goat semen following preservation with *Asparagus racemosus* aqueous extract (T: Treatment). Gr 1: Control (0 mg aqueous extract), Gr 2: 75 mg aqueous extract), Gr 3: 150 mg aqueous extract and Gr 4: 300 mg aqueous extract. Vertical bar on each point represents standard error of mean. N=25 semen samples

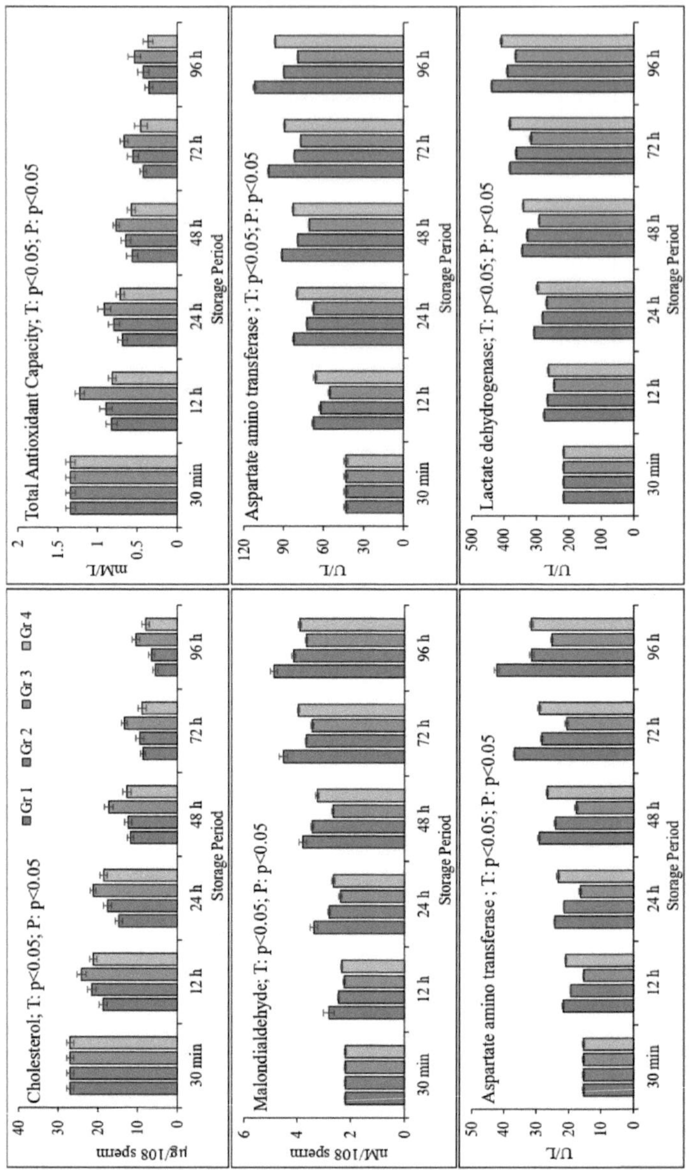

Figure 2. Comparison of seminal biochemical parameters of liquid stored (P: Storage Period) Teressa goat semen following preservation with *Asparagus racemosus* aqueous extract (T: Treatment). Gr 1: 0 mM, Gr 2: 2.5 mM, Gr 3: 5 mM and Gr 4: 10 mM). Vertical bar on each point represents standard error of mean. N=25 semen samples

Capítulo 5

A curcumina na conservação do sémen de pequenos ruminantes

PERUMAL PONRAJ

ICAR - Instituto Central de Investigação Agrícola das Ilhas, Port Blair-744105, Ilhas Andaman e Nicobar, Índia

RESUMO

Avaliou-se o efeito da curcumina no extensor de sémen sobre os parâmetros de qualidade do sémen de um macho da raça Teressa. Foi selecionado para o estudo um total de 25 amostras de sémen de seis patos. Espermatozóides de $4 \times 10 /mL^8$ foram incubados em 1 mM, 2 Mm e 4 mM de curcumina como Gr II, III e IV, respetivamente. As amostras de sémen líquido armazenado foram analisadas quanto à motilidade, viabilidade, anomalia total dos espermatozóides, membrana plasmática, integridades acrossomal e nuclear, enzimas intracelulares (aspartato aminotransferase; AST, alanina aminotransferase; ALT e lactato desidrogenase; LDH), efluxo de colesterol, capacidade antioxidante total seminal (TAC) e malondialdeído (MDA) em comparação com o grupo de controlo (Gr I) durante 72 h. Os resultados revelaram que o sémen tratado com curcumina (2 mM) tinha uma motilidade, viabilidade, membrana plasmática, integridades acrossomal e nuclear e TAC significativamente ($P<0,05$) mais elevadas e tinha anomalias totais do esperma, AST, ALT, LDH, MDA e efluxo de colesterol significativamente mais baixas do que as dos outros grupos tratados com curcumina e de controlo em diferentes horas de armazenamento líquido. Os parâmetros de qualidade do sémen e os antioxidantes mostraram uma tendência crescente e as anomalias totais do esperma, o MDA, a fuga de enzimas intracelulares e o efluxo de colesterol mostraram uma tendência decrescente do Gr I para o Gr III e depois tendências opostas do Gr III para o Gr IV em diferentes horas de armazenamento líquido. Assim, 2 mM de curcumina foi uma dose adequada para a conservação do sémen líquido em cabras Teressa.

Palavras-chave: Curcumina, sémen, cabra Teressa, Ilhas Andaman e Nicobar

Introdução

A cabra Teressa é uma raça caprina única, ameaçada de extinção, dos grupos de ilhas Nicobar das ilhas Andaman e Nicobar, na Índia, e necessita imediatamente de maior atenção para a sua conservação *in-situ/ex-situ* (Jeyakumar *et al.* 2020). O desempenho reprodutivo e a produtividade da cabra Teressa diminuem drasticamente durante os meses secos do verão. O recenseamento do gado do Governo da Índia revelou que a população de cabras diminuiu de 2007 a 2019 (4,25 %) nas ilhas Andaman e Nicobar devido a várias razões, incluindo a consanguinidade intensiva, a falta de reprodutores adequados e a gestão da reprodução.

O armazenamento frio ou líquido do esperma é usado para retardar o metabolismo e manter o esperma viável por um longo período de tempo. Usando um extensor à base de tris-egg yolk-glicerol, o sêmen fresco de cabra foi armazenado efetivamente a 5 ° C por sete dias (El-Battawy 2019). Mas durante todo o longo tempo de armazenamento, a qualidade do esperma se deteriorou. O radical do ânion superóxido (O_2 -) e o peróxido de hidrogênio ($H O_{22}$), que são produzidos pelos elementos celulares do sêmen, são espécies reativas de oxigênio (ROS) que desempenham um papel nessa diminuição (Perumal *et al.* 2011). A peroxidação lipídica tem uma série de impactos negativos, incluindo a perda permanente de motilidade, danos ao DNA do esperma e menor fertilidade (Perumal *et al.* 2011). A fim de aumentar a motilidade, a viabilidade e a integridade da membrana dos espermatozóides, também foram realizados estudos sobre diluentes de sémen caprino, que contêm aditivos como taurina, trealose, selénio, glutationa, glutationa peroxidase, catalase, superóxido dismutase e compostos surfactantes (Uysal *et al.* 2005).

O extrato de curcuma contém um composto polifenólico (curcumina) que é um ingrediente principal que actua como antioxidante que elimina os radicais livres (Sharma 1976) através da diminuição da geração de espécies reactivas de oxigénio (ROS) nos extensores de sémen (Petruska *et al.* 2014). Quimicamente, a curcumina [1,7-bis (4-hidroxi-3-metoxifenil)-1,6-hepatdina-3,5-diona) é um composto polifenólico e é um princípio ativo da especiaria *curcuma (Curcuma longa)* (Aggarwal *et al.* 2007). A curcumina apresenta um potencial antioxidante, anti-apoptótico, anti-inflamatório, anti-tóxico e anti-cancerígeno, tanto em experiências in vivo como in vitro (Glombik *et al.* 2014, Masuda *et al.* 2001, Mathuria e Verma 2008, Rashid e Sil 2015). As propriedades antioxidantes da curcumina devem-se aos grupos fenólicos e metoxi nos seus anéis fenílicos juntamente com a porção da dicetona (Masuda *et al.* 2001, Priyadarsini 2009). É um facto notar que a curcumina neutraliza os danos oxidativos eliminando os peroxilos lipídicos antes que estes possam atingir os ácidos gordos poli-insaturados da membrana (Rahman 2007).

Os estudos anteriores demonstraram a potencial utilização da curcumina como aditivo para o sémen devido às suas propriedades antioxidantes (Sultan 2023, Tvrda *et al.* 2018, Shah *et al.* 2016, Omur e Coyan 2016, Soleimanzadeh e Saberivand 2013, Bucak *et al.* 2010, Chanapiwat e

Kaeoket 2015). A curcumina no extensor de sémen elimina as ROS e inibe a LPO, melhorando assim a qualidade do esperma ao minimizar o stress oxidativo nos espermatozóides (Bucak *et al*. 2012, Glombik *et al*. 2014, Tvrda *et al*. 2016). No entanto, a curcumina está a ter efeitos negativos e positivos na função espermática, dependendo da sua concentração no extensor de sémen (Naz 2011). Juntamente com isto, a concentração efectiva de curcumina no extensor de sémen varia entre diferentes animais e, por conseguinte, antes da sua utilização no extensor de sémen de qualquer espécie específica como aditivo, é necessário normalizar a sua concentração. No entanto, existe apenas uma quantidade limitada de investigação sobre os efeitos da curcumina nos extensores de sémen sobre os parâmetros de qualidade do sémen e a sua capacidade de conservação na espécie caprina. Por conseguinte, o presente estudo formulou a hipótese de que a inclusão de curcumina poderia melhorar os parâmetros de qualidade do sémen *in vitro* e os antioxidantes seminais e reduzir a fuga de enzimas intracelulares e o efluxo de colesterol no sémen de Teressa buck das Ilhas Andaman e Nicobar.

MATERIAIS E MÉTODOS

Localização do estudo

O ICAR-AICRP on Goat Improvement, ICAR-Central Island Agricultural Research Institute (ICAR-CIARI), Port Blair, Ilhas Andaman e Nicobar, Índia, situado entre 6°45 e 13°41 de latitude norte e 92°12 e 93°57 de longitude leste, foi o local do presente estudo. Esta experiência foi realizada no pico da estação seca de verão, ou seja, em janeiro (precipitação: 125,80 mm, THI: 84,16, hora de luz: 8,54 h) e fevereiro (precipitação: 13 mm, THI: 83,73, hora de luz: 9,37 h) nas ilhas Andaman e Nicobar, na Índia.

Animais de laboratório

Foram seleccionados para esta experiência seis (n=6) indivíduos saudáveis com um índice de condição corporal de 2,5 a 3,5 (boa condição). Foram seleccionados para a experiência cabritos da raça Teressa com três a quatro anos de idade, pesando 34 a 36 kg. As cabras da raça Teressa eram mantidas num sistema semi-intensivo que lhes permitia o acesso à pastagem natural das 7:00 às 12:00 horas e as mantinha no pavilhão durante o resto do dia. Os animais foram mantidos sob práticas de maneio uniformes, de acordo com o programa da exploração. De acordo com o programa da exploração, foram efectuados procedimentos gerais de desparasitação, vacinação, prevenção de doenças, corte dos pêlos do pénis e aparo das patas.

Preparação do Extensor de Sémen

O extensor de sémen Tris-frutose-citrato-gema de ovo (TFCE) utilizado neste estudo continha Tris: 2,4 g, frutose: 1 g, ácido cítrico: 1,4 g, gema de ovo fresca: 20 mL, estreptomicina: 100 mg/mL e penicilina G sódica: 100 µg/mL e água bidestilada até 100 mL. A curcumina foi adquirida da Sigma-Aldrich (St. Louis, MO, EUA). O extensor de sémen foi dividido em quatro alíquotas iguais e as diferentes concentrações de curcumina (Gr I: 0, Gr II: 1 mM, Gr III: 3 mM e Gr IV: 4 mM) foram adicionadas e misturadas cuidadosamente com a utilização de um agitador magnético durante 15 minutos, filtradas e depois colocadas em banho-maria (37 °C). As amostras de sémen foram estendidas lentamente com a utilização do extensor TFCE com curcumina (concentração final de 4×10^8 espermatozóides por mL). Assim, esses grupos experimentais tiveram diferentes concentrações de curcumina em 4×10^8 espermatozóides. O extensor para o grupo de controlo (Gr I) não continha curcumina.

Recolha de sémen

Os ejaculados de sémen foram recolhidos de cada macho duas vezes por semana, entre as 6h00 e as 7h30 da manhã, utilizando um método normalizado de vagina artificial. Foram recolhidos dois ejaculados de cada macho, com um intervalo de uma hora entre eles. Estes ejaculados foram colocados num banho de água (37 °C) imediatamente após a colheita do sémen e testados quanto às características de rotina da qualidade do sémen, tais como o volume, a cor, o pH, a concentração de espermatozóides e a atividade da massa. Os ejaculados com uma ampla gama de pH, padrões de cor estranhos ou uma pequena quantidade foram rejeitados, enquanto os restantes ejaculados foram inspeccionados e processados para investigação futura. Os ejaculados foram testados para parâmetros seminais de rotina e aceites para avaliação depois de cumprirem as normas do Protocolo Padrão Mínimo (PMP), tais como concentração: $>2,5 \times 10^9$ espermatozóides/mL; atividade de massa: $>3+$, motilidade individual: $>70\%$, e anormalidade geral não superior a 10%. Seguindo a metodologia de seleção acima descrita, foram escolhidos 50 de 72 ejaculados (6 patos x 12 ejaculados). Na sequência das avaliações preliminares, dois ejaculados sucessivos do mesmo macho (doravante designados por "amostra", n = 25) foram agrupados e tratados com uma diluição inicial dupla com um extensor de gema de ovo Tris-frutose-citrato específico para caprinos, previamente aquecido (37 °C). Assim, 50 ejaculados escolhidos foram agrupados a partir de 72 colheitas originais para fornecer 25 amostras para a experiência. As amostras parcialmente diluídas foram transportadas para o laboratório num frasco isolado cheio de água quente (37 °C) para processamento posterior. As amostras de esperma diluídas foram retidas em tubos de vidro e arrefecidas de 37 para 5°C a uma taxa de 0,2-0,3°C/min, sendo depois mantidas a 5°C durante toda a experiência. As características da qualidade do esperma foram testadas após 30 minutos, 12 horas, 24 horas, 48 horas, 60 horas e 72 horas.

Avaliação do sémen

Os parâmetros seminais, nomeadamente a motilidade dos espermatozoides (Perumal *et al.* 2011), a viabilidade e as anomalias morfológicas totais dos espermatozoides através da coloração com Eosina-Nigrosina (Agarwal *et al.* 2016), a integridade acrossomal através da coloração com Giemsa (Selvaraju *et al.* 2008) e a integridade da membrana plasmática através do teste de dilatação hipo-osmótica (Nur *et al.* 2011) e a integridade nuclear através da técnica de coloração de Feulgen (Barth e Oko 1989) foram determinados com procedimentos normalizados.

Ensaios bioquímicos

Uma alíquota de sémen de cada amostra foi centrifugada a 3000 × g durante 15 minutos a 4°C; os pellets de esperma foram separados e lavados por ressuspensão em tampão fosfato salino (PBS) e centrifugados (três vezes). Uma gota de plasma seminal foi examinada num microscópio de alta potência para verificar se não continha espermatozóides. Os espermatozóides foram adicionados a 1 mL de água desionizada após a centrifugação final, congelados e mantidos a -80°C para análise posterior. A concentração de espermatozóides foi avaliada no momento da estimativa e depois rediluída para incluir 150 milhões de células por mL.

O MDA e o colesterol total foram medidos nos espermatozóides, enquanto AST, ALT, LDH e TAC foram avaliados no plasma seminal.

O nível de peroxidação lipídica dos espermatozóides foi medido através da determinação da produção de malondialdeído (MDA) usando ácido tiobarbitúrico (TBA) de acordo com o método de Suleiman *et al.* (1996). Os antioxidantes no plasma seminal (mM/L) foram estimados pelo kit de ensaio colorimétrico TAC (709001; Cayman Chemical Co., EUA) de acordo com as directrizes do fabricante. O conteúdo de colesterol nos espermatozóides foi estimado com o uso do kit de ensaio de colesterol (Span Diagnostics Ltd., Índia), e os resultados foram expressos como µg de colesterol/10^8 espermatozóides. As actividades de enzimas intracelulares, como AST, ALT e LDH, foram estimadas no plasma seminal com um kit de ensaio (Span Diagnostics Ltd., Índia).

Análise estatística

Para determinar qualquer possível diferença nos parâmetros experimentais observados em relação ao tratamento e aos períodos de armazenamento líquido (controlo e tratamentos e diferentes horas de armazenamento), foi aplicada uma ANOVA de duas vias utilizando o software de análise estatística (SAS, versão 9.3.1; SAS Institute, Inc., Cary, NC, 2011) e, para comparação múltipla, foi aplicado o teste de gama múltipla de Duncan. Os valores médios foram expressos como média ± SEM. As diferenças foram consideradas significativas se *P<0,05*.

RESULTADOS

O presente estudo revelou que o sémen de cabra Teressa era maioritariamente de cor branca cremosa, com um volume médio de 0,92

± 0,23 ml, atividade de massa de 3,75 ± 0,05, pH de 6,88 ± 0,04, concentração de 3,74 ± 0,07 ×10^9 espermatozóides por ml, motilidade de 86,16 ± 1,62%, viabilidade de 87,32 ± 0,93%, anomalia total de espermatozóides de 6.26±0,16%, integridade acrossomal de 88,79±1,10%, integridade da membrana plasmática de 87,60±1,36%, integridade nuclear de 86,22±0,67%, TAC de 1,34±0,06 mM/L, MDA de 2.19±0,03 nM/10^8 espermatozóides, colesterol total de 26,99±0,88 μg/10^8 espermatozóides, AST de 43,26±1,35 U/L, ALT de 15,34±0,34 U/L e LDH de 215,94±3,10 U/L. Os resultados revelaram que o sémen tratado com 2 mM de curcumina tinha significativamente (p < 0,05) maior motilidade, viabilidade, membrana plasmática, integridades acrossomal e nuclear e TAC e tinha significativamente (p < 0,05) menores anomalias espermáticas totais, fuga de AST, ALT e LDH, MDA e efluxo de colesterol em comparação com os dos grupos de controlo, 1 mM e 4 mM tratados com curcumina em diferentes horas de armazenamento líquido (Quadro 1 e Quadro 2). Além disso, estes parâmetros de qualidade do sémen e os antioxidantes mostraram uma tendência crescente e a anomalia total dos espermatozóides, o MDA, a fuga de enzimas intracelulares e o efluxo de colesterol mostraram uma tendência decrescente do Gr I para o Gr III e depois tendências opostas do Gr III para o Gr IV em diferentes horas de armazenamento líquido. Assim, 2 mM de curcumina foi uma dose óptima ou adequada para a conservação do sémen líquido no sémen de Teressa buck. Além disso, a curcumina a 1 mM e 4 mM foi inferior em comparação com o tratamento de 2 mM para essas características do sêmen, e houve uma diferença significativa (□ <0,05) entre a curcumina a 1 mM e 4 mM para essas respostas. Foi óbvio a partir dos dados deste experimento que a adição de curcumina especialmente a 2 mM ao diluente de sémen resultou em melhoria significativa na qualidade do sêmen, atividade antioxidante e redução do efluxo de colesterol, vazamento de enzimas intracelulares e produção de MDA no sêmen caprino armazenado *in vitro* a 5°C por 30 min, 12 h, 24 h, 48 h, 60 h e 72 h.

DISCUSSÃO

A curcumina tem efeitos positivos nos índices de qualidade do sémen *in vitro* e na fertilidade em muitas espécies animais como fonte dietética (Sultan, 2023) e como ingrediente em extensores de sémen (Tvrda *et al.* 2018, Shah *et al.* 2016, Omur e Coyan 2016, Soleimanzadeh e Saberivand 2013, Bucak *et al.* 2010, Chanapiwat e Kaeoket 2015). No presente estudo, a adição de 1 mM e 2 mM de curcumina no extensor de sémen à base de tris melhorou a motilidade espermática, a viabilidade, a integridade da membrana, a integridade acrossomal e a integridade nuclear; e de ambas as concentrações de curcumina, 2 mM foi considerada a concentração ideal no extensor de sémen de cabra Teressa. Estes resultados são corroborados com as descobertas anteriores relatadas em touro (Tvrda *et al.* 2018), búfalo (Shah *et al.* 2016), carneiro e rato (Omur e Coyan 2016, Soleimanzadeh e Saberivand 2013), cabra (Bucak *et al.* 2010) e javali (Chanapiwat e Kaeoket 2015). Os efeitos benéficos da curcumina são atribuídos às suas propriedades antioxidantes (Bucak *et al.* 2010, Bucak *et al.* 2012, Tvrda *et al.* 2016). Foi interessante observar que 4 mM de curcumina mostra efeitos negativos nos atributos dos espermatozóides. A concentração efetiva de curcumina no extensor de sêmen varia entre as espécies, tipo de extensor de sêmen usado, processamento de sêmen e protocolos de preservação (Tvrda *et al.* 2018) e, possivelmente, esses são alguns dos fatores que afetaram as concentrações de curcumina e sua resposta durante nosso estudo. Anteriormente, em outros estudos, 50 μM de curcumina mostrou melhora na motilidade pós-descongelamento em espermatozóides bovinos (Tvrda *et al.* 2018), enquanto 1,5 mM em espermatozóides de búfalo (Shah *et al.*

2016), 1 e 2 mM em espermatozóides de carneiro e rato (Omur e Coyan 2016, Soleimanzadeh e Saberivand 2013); 2,5, 5 ou 10 mM em cabras angorá (Bucak *et al.* 2010) e 0,25 e 0,50 mM em espermatozóides de javali (Chanapiwat e Kaeoket 2015). Em conjunto, estes resultados sugerem variações de dose-resposta específicas da espécie e, por conseguinte, a dose de curcumina deve ser normalizada antes da sua utilização como aditivo, dependendo da espécie e do extensor de sémen.

No presente estudo, a motilidade dos espermatozóides foi significativamente maior no Gr III em comparação com os grupos de controlo e outros grupos tratados com curcumina. Esta maior motilidade foi correlacionada com uma maior viabilidade, maior integridade do acrossoma, membranas plasmáticas, integridade nuclear e maior atividade metabólica dos espermatozóides. A curcumina elimina os radicais livres e evita seu ataque à membrana celular do esperma, incluindo as mitocôndrias do esperma, resultando em proteção e função mitocondrial (Omur e Coyan 2016). No entanto, como estudos anteriores (Naz 2014), concentrações mais altas de curcumina (Gr IV) diminuíram substancialmente a motilidade em nosso estudo. Essa redução na motilidade devido à redução da atividade mitocondrial. Também é possível devido a uma redução significativa do estresse oxidativo no Gr III é responsável por uma maior motilidade nos espermatozóides (Tvrdá *et al.* 2015). Nas células espermáticas, a curcumina melhorou a capacitação, a reação acrossômica e a fertilização *in vitro* e *in vivo* (Alizadeh *et al.* 2018, Fakhrildin 2011, Soni *et al.* 2015). A curcumina também pode influenciar a motilidade, capacitação e função do esperma, inibindo a fosforilação da tirosina de proteínas da superfície do esperma e Ca^{2+} canais, acidificando o pH intracelular do esperma e hiperpolarizando a membrana celular do esperma (Naz 2014). A curcumina aumentou a motilidade espermática em pacientes com leucocitospermia e melhorou os parâmetros de qualidade do sêmen na astenoteratospermia, regulando os níveis do fator nuclear de transcrição (Nrf2) (Zhou *et al.* 2020) e reduzindo o estresse oxidativo (Alizadeh *et al.* 2018, Iqbal *et al.* 2003, Chen *et al.* 2001). Esses resultados do presente estudo coincidem com a melhor motilidade espermática nessas concentrações e estão de acordo com os de Mahmoud *et al.* (2013), que mostraram que a motilidade pode ser um indicador candidato às características do sêmen, onde foram encontradas correlações significativas entre a motilidade e cada uma das anormalidades espermáticas e integridade da membrana. O efeito da curcumina na estrutura e funções do esperma é dependente da concentração; baixas concentrações melhoraram a motilidade direta do esperma, a reação de capacitação / acrossoma e a fertilização *in vitro* (Naz 2011), enquanto altas concentrações diminuíram esses parâmetros (Głombik *et al.* 2014) porque doses excessivas de curcumina desencadeiam efeitos tóxicos no esperma.

Do mesmo modo, a curcumina (2 mM) protegeu a integridade funcional das membranas em comparação com o controlo, tal como relatado de forma semelhante no sémen bovino (0,5 mM; Bucak *et al.* 2012). A curcumina penetra facilmente no citoplasma e é capaz de se acumular em estruturas membranosas, como a membrana plasmática (Jaruga *et al.* 1998); portanto, protege as estruturas das membranas plasmáticas dos espermatozóides contra a peroxidação lipídica. Os resultados do presente estudo foram corroborados com os estudos anteriores em que foi relatado que a curcumina protege a integridade do DNA/nuclear do esperma (Tvrda *et al.* 2018). Ramos e Wetzel (2001) relataram que a motilidade pode estar relacionada ao status do DNA das células espermáticas. Curiosamente, verificou-se que a curcumina em concentrações mais altas não ofereceu nenhuma proteção ao DNA do esperma e isso pode ser devido à toxicidade da curcumina em concentrações mais altas. A adição de curcumina ao sémen de touro cru melhorou significativamente a produção de esperma após o descongelamento (Bucak *et al.* 2012). Em concentrações mais altas, a curcumina causa acidificação intracelular do esperma, inibição da maquinaria metabólica do esperma, hiperpolarização da membrana e, possivelmente, essas são as razões para uma redução nas funções do esperma após a preservação (Naz 2014). Durante o estudo, também observámos que a uma concentração mais elevada (4 mM) de curcumina, houve uma redução dramática nos parâmetros de qualidade dos espermatozóides.

As membranas plasmáticas dos espermatozóides de mamíferos são altamente poliinsaturadas, o que as torna susceptíveis aos peróxidos lipídicos que, em última análise, causam a degradação da função espermática devido à diminuição da motilidade, ao aumento dos danos no ADN dos espermatozóides e à diminuição da fertilidade (Perumal *et al.* 2018). Os sistemas antioxidantes do plasma seminal e dos espermatozoides são prejudicados ao longo da fase de processamento do sémen (Xavier *et al.* 2018, Jayaganthan *et al.* 2013, Perumal *et al.* 2018). Devido à diluição do sémen com extensor e ao aumento da formação de moléculas de espécies reativas de oxigénio durante o processo de conservação líquida, a concentração de antioxidantes diminui (Kumar *et al.* 2011). Como um mecanismo de defesa contra a peroxidação lipídica no esperma e no sémen, foram descritos sistemas antioxidantes naturais e artificiais (Shoae e Zamiri 2008). Os antioxidantes exógenos e os antioxidantes endógenos que trabalham em conjunto podem, assim, reduzir os efeitos do stress oxidativo durante a preservação do esperma, ao mesmo tempo que melhoram a qualidade do sémen líquido e criopreservado. De acordo com o presente estudo, a curcumina aumentou a biodisponibilidade de antioxidantes como o TAC, protegendo e aumentando a sua disponibilidade. Ao atuar potencialmente como antioxidante e ao trabalhar em conjunto com outros antioxidantes já utilizados, a curcumina reduz a produção de radicais livres e de ROS. Consequentemente, no estudo, o sémen de pato tratado com curcumina aumentou o nível de antioxidantes e reduziu o MDA. De acordo com os resultados do presente estudo, a curcumina aumentou a quantidade de antioxidantes e reduziu a quantidade de radicais livres no sémen de bode Teressa.

O extrato de curcuma contém um composto polifenólico (curcumina), que é um ingrediente principal que actua como antioxidante que elimina os radicais livres (Sharma, 1976) através da diminuição da geração de espécies reactivas de oxigénio (ROS) nos extensores de sémen (Petruska *et al.* 2014). O efeito antioxidante da curcumina deve-se à sua estrutura conjugada única que inclui dois fenóis metoxilados e uma forma enol de b-dicetona; esta estrutura revela uma capacidade ideal de captura de radicais livres como antioxidante de quebra de cadeia (Bagchi 2012). A curcumina apresenta um duplo mecanismo de ação como antioxidante; um mecanismo deve-se à sua estrutura química e o outro está ligado à sua capacidade de estimular a produção de enzimas antioxidantes. A curcumina contém diferentes grupos funcionais antioxidantes, tais como grupos β-diketo, ligações duplas carbono-carbono e anéis fenilo (Ak e Gülçin 2008). A curcuma contém óleos essenciais como ácidos gordos polinsaturados que interagem com a membrana dos espermatozóides e aumentam a polinsaturação dos espermatozóides, tornando-os mais estáveis e resistentes ao choque frio e a danos durante a preservação líquida e criogénica (Maldjian *et al.* 2005). Além disso, a curcumina exibe atividade antioxidante regulando os factores de transcrição e as enzimas antioxidantes, como a hemoxigenase-1 (HO-1) e o fator nuclear eritroide 2 relacionado com o fator 2 (Nrf2), aumentando as actividades antioxidantes comuns (superóxido dismutase (SOD) e glutatião (GSH)) e inibindo a produção de citocinas (e.g. interleucina-1β (IL-1β), fator de necrose tumoral-α (TNF-α) e interleucina 12 (IL-12)) (Zheng e McClements 2020, Balogun *et al.* 2003, Farzaei *et al.* 2018). A curcumina aumenta significativamente o conteúdo de glutationa do esperma (Bucak *et al.* 2012) e a ligação com a fosfatidilcolina do ovo, que por sua vez se liga a íons metálicos divalentes (Bhowmik *et al.* 2009), melhorando assim a capacidade antioxidante total do extensor de sêmen no presente estudo. Resultados semelhantes foram relatados como a curcumina protegeu a motilidade, viabilidade, capacidade antioxidante total e integridade do DNA de espermatozóides de ratos e cães como um potencial antioxidante de ROS e aumentando a expressão do gene NADPH oxidase 5 (NOX5) (Soleimanzadeh e Saberivand 2013, Aparnak e Saberivand 2019).

A concentração das enzimas do plasma seminal (AST, ALT e LDH) é essencial para o metabolismo e a função do esperma (Perumal *et al.* 2015). Estas enzimas intracelulares no plasma seminal são um indicador fiável da qualidade do esperma devido à sua ligação à integridade da membrana do esperma (Pesch *et al.* 2006). Uma maior quantidade de enzimas intracelulares está presente no fluido extracelular como resultado de danos na membrana do esperma e o simples vazamento de enzimas de espermatozóides danificados (Perumal *et al.* 2015). A ligação entre enzimas intracelulares e motilidade, motilidade progressiva e espermatozóides vivos foi descrita por Pesch *et al.* (2006). A membrana acrossomal, a membrana plasmática, a membrana mitocondrial e os flagelos dos espermatozóides foram todos preservados pela curcumina no presente estudo. Como resultado, comparado com o sémen do grupo de controlo não tratado, o sémen tratado com curcumina tinha níveis mais baixos de enzimas intracelulares.

A qualidade do sémen é afetada pela curcumina de uma forma dependente da dose (Gupta *et al.* 2021). Um excesso de antioxidante no extensor de sémen causou fluidez da membrana plasmática acima do nível desejado, de acordo com o relatório de Shoae e Zamiri (2008), o que tornou os espermatozóides mais vulneráveis à destruição acrosomal e a danos na membrana plasmática. Além disso, a quantidade de antioxidante fornecida ao extensor precisa ser avaliada, uma vez que altas doses de antioxidante podem prejudicar os espermatozóides devido a mudanças no estado fisiológico do extensor. Maior viscosidade do diluente, maior quantidade de detritos no diluente, menor pressão osmótica do diluente, diminuição da integridade funcional do acrossoma e da membrana plasmática, maior suplementação de antioxidantes que não inibe a produção de ROS e concomitantemente aumenta os danos aos espermatozóides, e um excesso de antioxidantes que perturba o equilíbrio entre radicais livres e antioxidantes são algumas alterações potenciais no estado fisiológico do extensor (Rahal *et al.* 2014, Lv *et al.* 2019). Assim, uma concentração maior do que a ideal ou limiar de aditivos, antioxidantes ou extratos de ervas altera o estado fisiológico do extensor e causa destruição de espermatozóides, efeitos negativos nos parâmetros seminais e infertilidade. Na cabra, a taxa de sobrevivência dos espermatozóides aumenta à medida que a quantidade de antioxidante dada ao extensor aumenta do controlo para o ótimo e depois diminui à medida que o nível de antioxidante aumenta. No entanto, uma dosagem de antioxidante mais elevada do que o necessário revelou-se prejudicial para os espermatozóides (Perumal *et al.* 2015). No presente estudo, os espermatozóides tratados com curcumina (1, 2 e 4 mM) mostraram um efeito favorável substancial em comparação com os do grupo de controlo não tratado. No entanto, 2 mM de curcumina no extensor de sémen mostrou um efeito benéfico significativamente maior em comparação com 1 e 4 mM; isto implica que os 4 mM foram sobredosados e tóxicos para os espermatozóides e 1 mM foi uma dose insuficiente em comparação com 2 mM. Assim, 2 mM foi a dose óptima ou adequada para a conservação líquida do sémen de cabra Teressa. A maior qualidade do sêmen em espécies animais devido à inclusão de curcumina foi previamente documentada na forma de motilidade e membrana acrossomal intacta (touro: Tvrda *et al*. 2018, búfalo: Shah *et al*. 2016, carneiro: Omur e Coyan 2016, cabra: Bucak *et al*. 2010 e javali: Chanapiwat e Kaeoket 2015). A percentagem mais elevada de membrana plasmática intacta e de membrana acrossomal dos espermatozoides obtida no presente estudo no sémen tratado com 2 mM de curcumina; por conseguinte, esta amostra de sémen com curcumina tinha maior motilidade. É difícil comparar os resultados do presente estudo com os de estudos anteriores devido a diferenças nos protocolos de preservação, formulações de extensores entre laboratórios, o tempo de adição/exposição de espermatozóides com curcumina, a concentração de curcumina, entre espécies, diferentes métodos de ensaio, espécies experimentais e variação individual de animais.

CONCLUSÃO

O presente estudo concluiu que a adição de 2 mM de curcumina ao extensor de sémen reduziu o stress físico e oxidativo, aumentou os níveis de antioxidantes, melhorou os parâmetros de qualidade do sémen e diminuiu a fuga de enzimas e a formação de radicais livres no sémen de cabras Teressa. Apesar dos resultados positivos, presume-se que as células de esperma tratadas com curcumina mostrarão um melhor nível de potencial de fertilização em estudos de fertilidade *in-vitro* ou *in-vivo* com uma taxa mais elevada de gravidez no campo. A fim de confirmar os resultados actuais e estabelecer definitivamente os efeitos benéficos da suplementação com curcumina para o armazenamento líquido e a criopreservação do sémen de machos de cabra Teressa no ecossistema insular tropical húmido das ilhas Andaman e Nicobar, é necessária mais investigação sobre o efeito de diferentes dosagens de curcumina no extensor de sémen em ensaios de fertilidade in *vitro* e *in vivo*.

REFERÊNCIAS

Agarwal A, Gupta S e Sharma R. 2016. Procedimento de coloração com Eosina-Nigrosina. In: Agarwal A, Gupta S, Sharma R. (Eds.), Andrological evaluation of male infertility. Springer. https://doi.org/10.1007/978-3-319-26797-5_8

Aggarwal BB, Sundaram C e Ichikawa H. 2007. Curcumin: O ouro sólido indiano. *Avanços em Medicina Experimental e Biologia*, 595: 1-75.

Ak T e Gülçin İ. 2008. Propriedades antioxidantes e de eliminação de radicais da curcumina. *Interacções Químico-Biológicas*, 174: 27-33.

Alizadeh F, Javadi M, Karami AA, Gholaminejad F, Kavianpour M e Haghighian HK. (2018). A nanomicela de curcumina melhora os parâmetros do sémen, o stress oxidativo, os biomarcadores inflamatórios e as hormonas reprodutivas em homens inférteis: Um ensaio clínico randomizado. *Pesquisa em Fitoterapia*, 32(3): 514-521.

Aparnak P e Saberivand A. 2019. Efeitos da curcumina nos parâmetros do sémen canino e expressão do gene nox5 em espermatozóides criopreservados. *Fórum de Pesquisa Veterinária,* 10(3): 221-226.

Bagchi A. 2012. Extração de curcumina. *IOSR Journal of Environmental Science, Toxicology and Food Technology*, 1, 1-16.

Balogun E, Hoque M, Gong P, Killeen E, Green CJ, Foresti R, *et al*. 2003. A curcumina ativa o gene da hemoxigenase-1 através da regulação do Nrf2 e do elemento de resposta aos antioxidantes. *Biochemical Journal*, 371(Pt 3): 887-895.

Barth A D e Oko R J. 1989. Preparação do sémen para exame morfológico. In: Morfologia anormal de espermatozóides bovinos. Ames, IA: Iowa State University Press. pp. 8-18.

Bhowmik D, Chiranjib KP, Kumar S, Chandira M e Jayakar B. 2009. Açafrão-da-terra: A herbal and traditional medicine. *Arquivos de Investigação Científica Aplicada*, 1: 86-108.

Bucak MN, Başpınar N, Tuncer PB, Çoyan K, Sarıözkan S, Akalın PP, Büyükleblebici S e Küçükgünay S. 2012. Efeitos da curcumina e do ditioeritritol no sémen bovino descongelado e congelado. *Andrologia*, 44: 102-109.

Bucak MN, Sarıozkan S, Tuncer PB, Sakin F, Ateşşahin A, Kulaksiz R e Çevik M. 2010. O efeito dos antioxidantes nos parâmetros espermáticos da cabra Angorá (*Capra hircusancryrensis*) pós-descongelamento, peroxidação lipídica e atividades antioxidantes. *Small Ruminant Research*, 89(1): 24-30.

Chanapiwat P e Kaeoket K. 2015. O efeito do extrato de Curcuma longa (curcumina) na qualidade do sémen de javali criopreservado. *Animal Science Journal*, 86(9): 863-868.

Chen AL, Hsu CH, Lin JK, HsuMM, Ho YF, She TS, *et al.* 2001. Phase I clinical trial of curcumin, a chemopreventive agent, in patients with high-risk or pre-malignant lesions. *Anticancer Research*, 21(4 B): 2895-2900.

El-Battawy K A. 2019. Preservação do sémen de cabra a 5°C com ênfase na sua congelabilidade e no impacto da melatonina. *Revista Internacional de Investigação em Ciências Veterinárias* 5(2): 0355-0358.

Fakhrildin MBM. 2011. Papel do extrato alcoólico de curcuma (Curcuma longa) no resultado da ativação de espermatozóides in vitro em pacientes inférteis. *Jornal Iraquiano de Ciências Médicas*, 9(4): 301-307.

Farzaei MH, Zobeiri M, Parvizi F, El-Senduny FF, Marmouzi I, Coy-Barrera E, *et al.* 2018. Curcumina em doenças hepáticas: uma revisão sistemática dos mecanismos celulares do estresse oxidativo e perspetiva clínica. *Nutrientes,* 10(7): 855.

Glombik K, Basta-Kaim A, Sikora-Polaczek M, Kubera M, Starowicz G e Styrna J. 2014. A curcumina influencia os parâmetros de qualidade do sémen e inverte os danos testiculares induzidos pelo di (2-etil-hexil) ftalato (DEHP) em ratos. *Relatórios Farmacológicos*, 66(5): 782-787.

Gupta S, Kumar A, Mahajan A, Sharma P, Sachan V, Aggrawal J, Yadav S, Saxena A e Swain DK. 2021. A curcumina num extensor de sémen à base de tris melhora a crio-sobrevivência dos espermatozóides de touro *Hariana. Andrologia*, 00, e14255. https://doi.org/10.1111/and.14255

Iqbal M, Sharma SD, Okazaki Y, Fujisawa M e Okada S. 2003. A suplementação dietética de curcumina aumenta as enzimas antioxidantes e metabolizadoras de fase II em ratos machos ddY: possível papel na proteção contra a carcinogénese química e a toxicidade. *Pharmacology and Toxicology*, 92(1): 33-38.

Jaruga E, Salvioli S, Dobrucki J, Chrul S, Bandorowicz-Pikula J, Sikora E, Franceschi C, Cossarizza A e Bartosz G. 1998. Alterações reversíveis, do tipo apoptose, na assimetria e permeabilidade da membrana plasmática e modificações transitórias no potencial da membrana mitocondrial induzidas pela curcumina em timócitos de ratos. *FEBS Letters,* 433: 287-293.

Jayaganthan P, Perumal P, Balamurugan T C, Verma R P, Singh L P, Pattanaik A K e Kataria M. 2013. Efeitos da suplementação de *Tinospora cordifolia* na qualidade do sémen e no perfil hormonal em carneiros. *Animal Reproduction Science* 140(1-2): 47-53.

Jeyakumar S, Sunder J, Yadav S P, De A K, Kundu A, Kundu M S e Sujatha T. 2020. Estimativa da diversidade genética entre a população de cabras Teressa das ilhas A e N utilizando marcadores de microssatélites. *Indian Journal of Animal Research* 54(12): 1465-1469.

Kumar R, Jagan Mohanarao G, Arvind A e Atreja S K. 2011. Genotoxicidade induzida por congelamento e descongelamento em espermatozóides de búfalo (Bubalus bubalis) em relação ao estado antioxidante total. *Relatórios de Biologia Molecular* 38(3): 1499-1506.

Lv C, Larbi A, Wu G, Hong Q e Quan G. 2019. Melhorar a qualidade do sémen de cabra criopreservado com um extensor de touro comercial suplementado com resveratrol. *Ciência da Reprodução Animal* 208: 106-127.

Mahmoud KGM, EL Sokary AAE, Abou el Roos MEA, Abdel Ghafar AD e Nawito M. 2013. Características do esperma no sémen de búfalo criopreservado e fertilidade no campo. *Jornal Iraniano de Ciência Animal Aplicada,* 3, 777-783.

Maldjian A, Pizzi F, Gliozzi T, Cerolini S, Penny P e Noble R. 2005. Alterações na qualidade do esperma e na composição lipídica durante a criopreservação do sémen de varrasco. *Theriogenology*, 63: 411-421.

Masuda T, Maekawa T, Hidaka K, Bando H, Takeda Y e Yamaguchi H. 2001. Estudos químicos sobre o mecanismo antioxidante da curcumina: Análise dos produtos de acoplamento oxidativo da curcumina e do linoleato. *Journal of Agricultural and Food Chemistry*, 49(5), 2539-2547.

Mathuria N e Verma R J. 2008. Curcumin ameliorates aflatoxin-induced toxicity in mice spermatozoa. *Fertility and Sterility*, 90, 775-780.

Naz RK. 2011. Pode a curcumina fornecer um contracetivo ideal? *Molecular Reproduction and Development*, 78: 116-123.

Naz RK. 2014. O efeito da curcumina no pH intracelular (pHi), hiperpolarização da membrana e motilidade espermática. *Jornal de Reprodução e Infertilidade*, 15(2): 62-70.

Nur Z, Seven-Cakmak S, Ustuner B, Cakmak I, Erturk M, Abramson C I, Sağirkaya H e Soylu M K. 2011. O uso do teste de inchaço hipo-osmótico, teste de água e coloração supravital na avaliação do esperma de zangão. *Apidologie* 43(1): 31-38.

Omur AD e Coyan K. 2016. Efeitos protectores dos antioxidantes curcumina, ácido elágico e metionina na motilidade, potencial transmembranar mitocondrial, membrana plasmática e integridade do acrossoma no esperma de carneiro Merino descongelado. *Veterinarni Medicina*, 61: 10-16.

Perumal P, Chamuah J K, Nahak A K e Rajkhowa C. 2015. Efeito da melatonina no armazenamento líquido (5°C) do sémen com estudo retrospetivo da taxa de parto em diferentes estações do ano em Mithun (Bos frontalis). *Asian Pacific Journal of Reproduction* 4(1): 1-12.

Perumal P, Chang S, Baruah K K e Srivastava N. 2018. A administração de melatonina exógena de liberação lenta modula, perfis de estresse oxidativo e capacidade de fertilização *in vitro* dos espermatozóides de mithun criopreservados. *Theriogenology* 120: 79-90.

Perumal P, Selvaraju S, Selvakumar S, Barik A K, Mohanty D N, Das S, Das R K e Mishra P C. 2011. Effect of pre-freeze addition of cysteine hydrochloride and reduced glutathione in semen of crossbred jersey bulls on sperm parameters and conception rates. *Reprodução em animais domésticos* 46(4): 636-641.

Pesch S, Bergmann M e Bostedt H. 2006. Determinação de algumas enzimas e macro e microelementos no plasma seminal de garanhões e suas correlações com a qualidade do sémen. *Theriogenology* 66(2): 307-313.

Petruska P, Capcarova M e Sutovsky P. 2014. Suplementação antioxidante e purificação de sémen para melhorar a inseminação artificial em espécies animais. *O Jornal Turco de Ciências Veterinárias e Animais*, 38: 643-652.

Priyadarsini KI. 2009. Fotofísica, fotoquímica e fotobiologia da curcumina: Estudos a partir de soluções orgânicas, biomimética e células vivas. *Journal of Photochemistry and Photobiology C: Photochemistry Reviews*, 10: 81-95.

Rahal A, Kumar A, Singh V, Yadav B, Tiwari R, Chakraborty S e Dhama K. 2014. Stress oxidativo, prooxidantes e antioxidantes: a interação. *BioMed Research International* 2014: 761264. doi: 10.1155/2014/761264

Rahman K. 2007. Estudos sobre radicais livres, antioxidantes e co-factores. *Intervenção Clínica no Envelhecimento*, 2(2): 219-236.

Ramos L e Wetzels AM. 2001. Baixas taxas de fragmentação de ADN em espermatozóides humanos móveis seleccionados, avaliadas pelo ensaio de tunel. *Human Reproduction Journal*, 16: 1703-1707.

Rashid K e Sil PC. 2015. A curcumina melhora os danos testiculares em ratos diabéticos, suprimindo o stress celular mediado pelas mitocôndrias e a morte apoptótica dependente do retículo endoplasmático. *Biochimica Et Biophysica Ata*, 1852(1): 70-82.

Selvaraju S, Ravindra J P, Ghosh J, Gupta P S P e Suresh K P. 2008. Evaluation of sperm functional attributes in relation to in vitro sperm-zona pellucida binding ability and cleavage rate in assessing frozen thawed buffalo (*Bubalus bubalis*) semen quality. *Animal Reproduction Science* 106: 311-321.

Shah SA, Andrabi SM e Qureshi IZ. 2016. Efeito dos tempos de equilíbrio, congelação e taxas de descongelação na qualidade pós-descongelação dos espermatozóides de búfalo *(Bubalus bubalis). Andrologia*, 4(5): 972-976.

Sharma OP. 1976. Antioxidant activity of curcumin and related compounds. *Biochemical Pharmacology*, 25: 1811-1812.

Shoae A e Zamiri M J. 2008. Effect of butylated hydroxytoluene on bull spermatozoa frozen in egg yolk-citrate extender. *Animal Reproduction Science* 104(2-4): 414-418.

Soleimanzadeh A e Saberivand A. 2013. Efeito da curcumina na morfologia do esperma de rato após o processo de congelamento-descongelamento. *Fórum de Pesquisa Veterinária*, 4(3): 185-189.

Soni PK, Luhadia G, Sharma DK e Mali PC. 2015. Actividades antifertilidade de plantas medicinais tradicionais no homem com ênfase no seu modo de ação: A review. *Journal of Global Biosciences*, 4(1): 1165-1179.

Suleiman S A, Ali M E, Zaki Z M S, el-Malik E M e Nasr M A. 1996. Peroxidação lipídica e motilidade dos espermatozóides humanos: papel protetor da vitamina E. *Journal of Andrology* 17(5): 530-537.

Sultan KH. 2023. Impacto da Curcuma longa L. nos parâmetros do sémen e do sangue em cordeiros Awassi. *Jornal Internacional de Ciências Veterinárias*, 12(2): 206-211.

Tvrda E, Greifova H, Mackovich A, Hashim F e Lukac N. 2018. A curcumina oferece proteção antioxidante ao sêmen bovino criopreservado. *Jornal Checo de Ciência Animal*, 63(7): 247-255.

Tvrdá E, Lukáč N, Jambor T, Lukáčová J e Massányi P. 2015. Curcumina na fertilidade masculina: efeitos na vitalidade dos espermatozóides e no equilíbrio oxidativo. *Jornal de Microbiologia, Biotecnologia e Ciências Alimentares*, 04(Edição especial 2): 120-124.

Tvrda E, Tusimova E, Kovacik A, Paal D, Greifova H, Abdramanov A e Lukac N. 2016. A curcumina tem propriedades protetoras e antioxidantes em espermatozóides de touro submetidos a estresse oxidativo induzido. *Ciência da Reprodução Animal*, 172: 10-20.

Uysal O, Bucak M N, Yavas I, Varish O e Safa Gurcan I. 2005. Avaliação do esperma de carneiro congelado com várias concentrações de taurina. *Indian Veterinary Journal* 82(10): 1059-61.

Xavier A R, Deepanchakravarthi D e Balraj M. 2018. Estudo antioxidante *in vitro* de extratos de *Tinospora cordifolia* (Willd.) hook & Thoms. *Jornal Internacional de Pesquisa Farmacêutica e Farmacêutica (Humano)* 12: 115-121.

Zheng B e McClements DJ. 2020. Formulação de sistemas de entrega de curcumina mais eficazes utilizando a ciência coloidal: solubilidade, estabilidade e biodisponibilidade melhoradas. *Molecules,* 25(12): 2791.

Zhou Q, Wu X, Liu Y, Wang X, Ling X, Ge H, *et al.* 2020. A curcumina melhora a astenenozoospermia ao inibir a reprodução de espécies reactivas de oxigénio através da ativação do fator nuclear eritroide 2 relacionado com o fator 2. *Andrologia,* 52(2): e13491

Table 1. Comparison of quality parameters of liquid stored Teressa goat spermatozoa following preservation with curcumin (0, 1, 2 and 4 mM) (Mean ± SEM)

	30 min	12 h	24 h	48 h	60 h	72 h
Total Motility						
Gr 1	85.76±0.89[aA]	69.44±0.55[aB]	60.53±0.92[aC]	51.77±0.62[aD]	42.68±0.62[aE]	37.24±0.62[aF]
Gr 2	85.76±0.89[aA]	76.61±0.87[bB]	68.77±0.75[bC]	60.38±0.77[bD]	51.19±0.56[bE]	46.21±0.49[bF]
Gr 3	85.76±0.89[aA]	81.34±0.98[cAB]	77.85±0.87[cBC]	73.48±0.66[cC]	67.79±0.69[cD]	57.39±0.69[cE]
Gr 4	85.76±0.89[aA]	71.26±0.64[aB]	62.38±0.84[aC]	53.92±0.75[aD]	44.28±0.87[aE]	39.85±0.58[aF]
Viability						
Gr 1	85.68±1.17[aA]	71.37±0.67[aB]	62.46±0.73[aC]	52.57±0.63[aD]	43.66±0.74[aE]	38.07±0.73[aF]
Gr 2	85.68±1.17[aA]	79.65±0.73[bB]	71.56±0.68[bC]	62.46±0.75[cD]	53.16±0.65[bE]	47.43±0.69[cF]
Gr 3	85.68±1.17[aA]	85.09±0.54[cA]	79.92±0.63[cB]	76.87±0.86[dC]	69.18±0.76[cD]	58.55±0.84[dE]
Gr 4	85.68±1.17[aA]	73.48±0.69[aB]	64.59±0.76[aC]	55.58±0.73[bD]	45.51±0.67[aE]	41.27±0.78[bF]
Total Sperm Abnormality						
Gr 1	6.33±0.23[aA]	9.27±0.34[bB]	12.49±0.56[bC]	13.94±0.45[dD]	15.49±0.43[cE]	17.05±0.45[cF]
Gr 2	6.33±0.23[aA]	8.16±0.37[abB]	9.05±0.34[aB]	11.72±0.53[bC]	13.27±0.54[bD]	14.38±0.43[bD]
Gr 3	6.33±0.23[aA]	7.15±0.45[aB]	8.16±0.34[aC]	9.07±0.42[aC]	10.49±0.65[aD]	11.16±0.35[aD]
Gr 4	6.33±0.23[aA]	9.38±0.35[bB]	11.43±0.44[bC]	12.94±0.51[cD]	14.38±0.43[cE]	15.05±0.46[bE]
Acrosomal Integrity						
Gr 1	84.36±0.89[aA]	71.25±0.72[aB]	63.15±0.67[aC]	52.84±0.73[aD]	45.32±0.62[aE]	40.34±0.54[aF]
Gr 2	84.36±0.89[aA]	79.35±0.65[bB]	72.96±0.69[bC]	62.25±0.56[bD]	54.45±0.72[bE]	47.85±0.67[bF]
Gr 3	84.36±0.89[aA]	85.86±0.76[cA]	79.25±0.83[cB]	75.72±0.78[cC]	69.83±0.63[cD]	54.56±0.68[cE]
Gr 4	84.36±0.89[aA]	73.45±0.67[aB]	64.36±0.64[aC]	54.61±0.56[aD]	47.28±0.67[aE]	42.16±0.73[aF]
Plasma membrane Integrity						
Gr 1	87.34±1.14[aA]	72.35±1.22[aB]	63.55±0.74[aC]	53.92±0.65[aD]	46.63±0.63[aE]	41.12±0.75[aF]
Gr 2	87.34±1.14[aA]	80.86±1.14[bB]	72.26±0.62[bC]	63.86±0.75[bD]	55.93±0.92[cE]	50.74±0.79[cF]
Gr 3	87.34±1.14[aA]	86.48±1.07[cA]	80.34±0.73[cB]	76.33±0.88[cC]	70.84±0.76[dD]	54.37±0.67[dE]
Gr 4	87.34±1.14[aA]	74.37±1.16[aB]	65.76±0.64[aC]	56.15±0.73[aD]	48.65±0.83[bE]	44.58±0.75[bF]
Nuclear Integrity						
Gr 1	84.73±1.27[aA]	73.71±1.13[aB]	67.93±0.85[aC]	56.63±0.65[aD]	49.34±0.62[aE]	42.74±0.52[aF]
Gr 2	84.73±1.27[aA]	81.16±0.76[bB]	74.59±0.63[bC]	65.46±0.78[bD]	58.45±0.73[bE]	51.47±0.55[bF]
Gr 3	84.73±1.27[aA]	85.22±0.68[cA]	83.76±0.75[cB]	78.67±0.87[cC]	74.49±0.61[cD]	59.56±0.46[cE]
Gr 4	84.73±1.27[aA]	75.34±0.79[aB]	68.23±0.81[aC]	57.16±0.75[aD]	49.67±0.75[aE]	43.63±0.67[aF]

Means bearing different superscripts within rows (A, B, C, D, E and F) and columns (a, b, c and d) differ significantly ($P < 0.05$), n = 25. Gr 1: Control (0 mM), Gr 2: 1 mM, Gr 3: 2 mM and Gr 4: 4 mM.

Table 2. Comparison of biochemical attributes of liquid stored Teressa goat semen following preservation with curcumin (0, 1, 2 and 4 mM) (Mean ± SE)

	30 min	12 h	24 h	48 h	60 h	72 h
Total Cholesterol (μg/10^8 sperm)						
Gr 1	26.66±0.47^{aA}	19.64±0.54^{aB}	15.56±0.45^{aC}	12.83±0.36^{aD}	9.79±0.35^{aE}	6.35±0.47^{aF}
Gr 2	26.66±0.47^{aA}	22.86±0.62b^{cB}	18.94±0.56^{bC}	13.59±0.48^{aD}	10.42±0.38^{aE}	7.93±0.36^{aF}
Gr 3	26.66±0.47^{aA}	24.59±0.51^{cB}	21.48±0.72^{cC}	17.12±0.32^{bD}	14.85±0.46^{bE}	11.34±0.47^{bF}
Gr 4	26.66±0.47^{aA}	21.43±0.68^{abB}	19.24±0.59^{bcB}	13.56±0.41^{aC}	9.43±0.36^{aD}	8.54±0.38^{aD}
Total antioxidant capacity (mM/L)						
Gr 1	2.16±0.04^{aA}	1.38±0.03^{aB}	1.16±0.04^{aBC}	1.05±0.04^{aCD}	0.94±0.03^{aDE}	0.83±0.04^{aE}
Gr 2	2.16±0.04^{aA}	1.39±0.04^{aB}	1.27±0.04^{abBC}	1.16±0.03^{abCD}	1.05±0.04^{abDE}	0.94±0.03^{abE}
Gr 3	2.16±0.04^{aA}	1.61±0.05^{bB}	1.38±0.05^{bC}	1.27±0.04^{bCD}	1.16±0.05^{bDE}	1.05±0.04^{bE}
Gr 4	2.16±0.04^{aA}	1.32±0.04^{aB}	1.27±0.04^{abBC}	1.05±0.04^{aCD}	0.94±0.03^{aDE}	0.83±0.03^{aE}
Malondialdehyde (nM/10^8 sperm)						
Gr 1	2.83±0.05^{aA}	3.27±0.04^{bB}	3.83±0.04^{cC}	4.38±0.04^{cD}	4.94±0.05^{cE}	5.49±0.04^{cF}
Gr 2	2.83±0.05^{aA}	2.94±0.05^{abB}	3.49±0.03^{bC}	3.83±0.05^{bD}	4.27±0.03^{bE}	4.50±0.06^{bF}
Gr 3	2.83±0.05^{aA}	2.72±0.04^{aB}	2.94±0.04^{aC}	3.49±0.06^{aD}	3.83±0.04^{aE}	4.05±0.04^{aE}
Gr 4	2.83±0.05^{aA}	2.94±0.03^{abB}	3.49±0.05^{bC}	3.83±0.04^{bD}	4.38±0.06^{bE}	4.39±0.04^{bF}
Aspartate amino transferase (U/L)						
Gr 1	44.76±0.64^{aA}	69.65±0.78^{cB}	84.22±0.77^{dC}	93.02±0.65^{dD}	102.75±0.78^{dE}	112.26±1.26^{dF}
Gr 2	44.76±0.64^{aA}	64.22±0.63^{bB}	76.83±0.76^{bC}	81.68±0.72^{bD}	85.53±0.76^{bE}	91.65±0.85^{bF}
Gr 3	44.76±0.64^{aA}	59.44±0.76^{aB}	71.61±0.56^{aC}	74.52±0.82^{aD}	78.34±0.65^{aE}	81.75±0.76^{aF}
Gr 4	44.76±0.64^{aA}	68.84±0.72^{cB}	81.37±0.75^{cC}	86.96±0.79^{cD}	91.85±0.59^{cE}	98.42±0.68^{cF}
Alanine amino transferase (U/L)						
Gr 1	16.93±0.53^{aA}	23.85±0.48^{dB}	26.76±0.43^{dC}	30.08±0.54^{dD}	37.84±0.53^{cE}	43.75±0.81^{dF}
Gr 2	16.93±0.53^{aA}	21.95±0.32^{bB}	23.87±0.51^{bC}	25.73±0.43^{bD}	29.58±0.47^{bE}	32.24±0.76^{bF}
Gr 3	16.93±0.53^{aA}	18.64±0.43^{aB}	19.68±0.63^{aC}	20.36±0.55^{aD}	23.48±0.52^{aE}	28.93±0.62^{aE}
Gr 4	16.93±0.53^{aA}	22.27±0.52^{cB}	24.56±0.45^{cC}	27.22±0.64^{cD}	30.55±0.36^{bE}	34.87±0.96^{cF}
Lactate dehydrogenase (U/L)						
Gr 1	220.86±6.48^{aA}	286.37±3.67^{cB}	316.43±4.57^{dC}	356.08±3.55^{cD}	397.54±5.76^{cE}	442.37±4.87^{dF}
Gr 2	220.86±6.48^{aA}	276.23±4.37^{bB}	297.68±4.85^{bC}	336.47±5.48^{bD}	375.27±4.26^{bE}	397.13±4.39^{bF}
Gr 3	220.86±6.48^{aA}	255.82±3.56^{aB}	275.57±3.76^{aC}	305.62±4.47^{aD}	320.85±5.73^{aE}	375.62±4.56^{aF}
Gr 4	220.86±6.48^{aA}	275.04±5.86^{bB}	304.51±4.85^{cC}	353.21±4.58^{cD}	386.18±5.18^{cE}	415.96±5.63^{cF}

Means bearing different superscripts within rows (A, B, C, D, E and F) and columns (a, b, c and d) differ significantly ($P < 0.05$), n = 25. Gr 1: Control (0 mM), Gr 2: 1 mM, Gr 3: 2 mM and Gr 4: 4 mM.

Capítulo 6

Cinamaldeído na conservação do sémen de pequenos ruminantes

PERUMAL PONRAJ

ICAR - Instituto Central de Investigação Agrícola das Ilhas, Port Blair-744105, Ilhas Andaman e Nicobar, Índia

RESUMO

Avaliou-se o efeito do cinamaldeído no extensor de sémen sobre os parâmetros de qualidade do sémen de um macho da raça Teressa. Foram seleccionadas para o estudo um total de 25 amostras de sémen de seis patos. Espermatozóides de 5×10 /mL^6 foram incubados em 0,25%, 0,50% e 1,00% de cinamaldeído como Gr II, III e IV, respetivamente. As amostras de sémen líquido armazenado foram analisadas quanto à motilidade, viabilidade, anomalia total dos espermatozóides, membrana plasmática, integridades acrossomal e nuclear, enzimas intracelulares (aspartato aminotransferase; AST, alanina aminotransferase; ALT e lactato desidrogenase; LDH), efluxo de colesterol, capacidade antioxidante total seminal (TAC) e malondialdeído (MDA) em comparação com o grupo de controlo (Gr I) durante 72 horas. Os resultados revelaram que o sémen tratado com cinamaldeído (0,50%) tinha uma motilidade significativamente ($P<0,05$) mais elevada, viabilidade, membrana plasmática, integridades acrossomal e nuclear e TAC e tinha significativamente ($P<0,05$) menos anomalias espermáticas totais, AST, ALT, LDH, MDA e efluxo de colesterol em comparação com os de outros grupos tratados com cinamaldeído e de controlo em diferentes horas de armazenamento líquido. Os parâmetros de qualidade do sémen e os antioxidantes mostraram uma tendência crescente e as anomalias totais do esperma, o MDA, a fuga de enzimas intracelulares e o efluxo de colesterol mostraram uma tendência decrescente do Gr I para o Gr III e depois tendências opostas do Gr III para o Gr IV em diferentes horas de armazenamento líquido. Assim, 0,50% de cinamaldeído foi uma dose adequada para a conservação do sémen líquido em cabras Teressa.

Palavras-chave: Cinamaldeído, sémen, cabra Teressa, Ilhas Andaman e Nicobar

Introdução

A cabra Teressa é uma raça caprina única, ameaçada de extinção, dos grupos de ilhas Nicobar das ilhas Andaman e Nicobar, na Índia, e necessita imediatamente de maior atenção para a sua conservação *in-situ/ex-situ* (Jeyakumar *et al.* 2020). O desempenho reprodutivo e a produtividade da cabra Teressa diminuem drasticamente durante os meses secos do verão. O recenseamento do gado do Governo da Índia revelou que a população de cabras diminuiu de 2007 a 2019 (4,25 %) nas ilhas Andaman e Nicobar devido a várias razões, incluindo a consanguinidade intensiva, a falta de reprodutores adequados e de gestão da reprodução e o cenário de alterações climáticas.

O armazenamento frio ou líquido do esperma é usado para retardar o metabolismo e manter o esperma viável por um longo período de tempo. Usando um extensor à base de tris-egg yolk-glicerol, o sêmen fresco de cabra foi armazenado efetivamente a 5 ° C por sete dias (El-Battawy 2019). Mas durante todo o longo tempo de armazenamento, a qualidade do esperma se deteriorou. O radical do ânion superóxido (O_2 -) e o peróxido de hidrogênio (H_2O_2), que são produzidos pelos elementos celulares do sêmen, são espécies reativas de oxigênio (ROS) que desempenham um papel nessa diminuição (Perumal *et al.* 2011). A peroxidação lipídica tem uma série de impactos negativos, incluindo a perda permanente de motilidade, danos ao DNA do esperma e menor fertilidade (Perumal *et al.* 2011). A fim de aumentar a motilidade, a viabilidade e a integridade da membrana dos espermatozóides, também foram realizados estudos sobre diluentes de sémen caprino, que contêm aditivos como taurina, trealose, selénio, glutationa, glutationa peroxidase, catalase, superóxido dismutase e compostos surfactantes (Uysal *et al.* 2005).

A canela é utilizada como especiaria e como medicamento tradicional à base de plantas há séculos. O género Cinnamomum inclui cerca de 250 espécies. Os óleos voláteis mais importantes derivados da canela são os óleos da casca e da folha de *Cinnamomum zeylanicum*, *C. cassia* (óleo de cássia) e *C. camphora*. O eugenol é o principal composto químico do óleo extraído da folha de *C. zeylanicum*. No entanto, o principal composto bioativo do óleo extraído da casca de *C. zeylanicum* é o cinamaldeído (Gruenwald *et al.* 2010; Jayaprakasha e Rao 2011). *A C. zeylanicum* tem 65,3% de atividade antioxidante e também uma atividade de eliminação de radicais livres muito forte. Estudos recentes indicaram que a canela tem propriedades anti-inflamatórias (Kim *et al.* 2007), antibacterianas (Lopez *et al.* 2007), antifúngicas (Velluti *et al.* 2004), antivirais (Premanathan *et al.* 2000), antineoplásicas (Ka *et al.* 2003, Schoene *et al.* 2005), anti-hiperglicémicas e anti-hiperlipidémicas (Kim e Choung 2010). Além disso, muitos outros investigadores (Jayaprakasha *et al.* 2006, Prasad *et al.* 2009, Ciftci *et al.* 2010, Azab *et al.* 2011) referiram que os extractos de diferentes espécies de cinamomo têm uma atividade de eliminação de radicais livres e uma potente atividade antioxidante. Alguns estudos revelaram que o extrato etanólico da casca de *C. zeylanicum* teve um efeito mais elevado nos pesos dos órgãos reprodutores (Shah *et al.* 1998), nos parâmetros de qualidade do esperma (Shah *et al.* 1998, Hafez 2010, Shalaby e Mouneir 2010) e na hormona luteinizante (LH), na hormona folículo-estimulante (FSH), nas concentrações de testosterona (Modaresi *et al.* 2009, Hemayatkhah Jahromi *et al.* 2011) em animais de laboratório.

Foi relatada a atividade antioxidante, quelante de metais e de eliminação de radicais livres de compostos fenólicos (Jayaprakasha *et al.* 2006, Cao *et al.* 2008, Prasad *et al.* 2009) e de óleo (Ciftci *et al.* 2010, El-Baroty *et al.* 2010) derivados de *C. zeylanicum. Foi relatado* que o consumo de *C. zeylanicum* causa aumentos significativos na motilidade e concentração de esperma em animais de laboratório normais (Shah *et al.* 1998) e diabéticos (Hafez 2010, Shalaby e Mouneir 2010).

O cinamaldeído é o principal ingrediente da canela, também conhecido como óleo de canela. Este produto químico e os seus derivados são conhecidos pelas suas propriedades antioxidantes (Suryanti *et al.* 2018). A literatura relata que tem sido usado como um eliminador de ROS, descrevendo assim suas propriedades antioxidantes (Davaatseren *et al.* 2017). Também é relatado que provoca a estimulação de mecanismos de defesa contra o estresse oxidativo, como sistemas de sinalização de tiorredoxina e II derivado de eritróides (fator nuclear) (Abou El-ezz *et al.* 2018). Para além das suas propriedades antioxidantes, também é relatado que é utilizado como anticancerígeno (Hong *et al.* 2016), antidiabético (Zhu *et al.* 2017), efeitos antibacterianos (Doyle e Stephens 2019) e agente anti-inflamatório (Xia *et al.* 2019).

No caso da preservação do esperma, o extrato de canela foi usado em cabras (Ariyan *et al.* 2021) e veados (Sánchez-Rubio *et al.* 2018), onde levou a uma melhoria significativa nos parâmetros de qualidade do esperma, como motilidade, viabilidade, estado do acrossoma e declínio na concentração de malondialdeído e suprimiu a geração de ROS também. De acordo com a revisão da literatura, este composto ainda não foi utilizado na preservação de espermatozóides de pato. Além disso, a concentração efectiva de cinamaldeído no extensor de sémen varia entre diferentes animais e, por conseguinte, antes da sua utilização no extensor de sémen de qualquer espécie específica como aditivo, é necessário normalizar a sua concentração. No entanto, existe uma quantidade limitada de investigação sobre os efeitos do cinamaldeído nos extensores de sémen sobre os parâmetros de qualidade do sémen e a sua capacidade de conservação na espécie caprina. Por conseguinte, o presente estudo formulou a hipótese de que a inclusão de cinamaldeído poderia melhorar os parâmetros de qualidade do sémen *in vitro* e os antioxidantes seminais e reduzir a fuga de enzimas intracelulares e o efluxo de colesterol no sémen de Teressa buck das Ilhas Andaman e Nicobar.

MATERIAIS E MÉTODOS

Localização do estudo

O ICAR-AICRP on Goat Improvement, ICAR-Central Island Agricultural Research Institute (ICAR-CIARI), Port Blair, Ilhas Andaman e Nicobar, Índia, situado entre 6°45 e 13°41 de latitude norte e 92°12 e 93°57 de longitude leste, foi o local do presente estudo. Esta experiência foi realizada no pico da estação seca de verão, ou seja, em janeiro (precipitação: 125,80 mm, THI: 84,16, hora de luz: 8,54 h) e fevereiro (precipitação: 13 mm, THI: 83,73, hora de luz: 9,37 h) nas ilhas Andaman e Nicobar, na Índia.

Animais de laboratório

Foram seleccionados para esta experiência seis (n=6) indivíduos saudáveis com um índice de condição corporal de 2,5 a 3,5 (boa condição). Foram seleccionados para a experiência cabritos da raça Teressa com três a quatro anos de idade, pesando 34 a 36 kg. As cabras da raça Teressa eram mantidas num sistema semi-intensivo que lhes permitia o acesso à pastagem natural das 7:00 às 12:00 horas e as mantinha no pavilhão durante o resto do dia. Os animais foram mantidos sob práticas de maneio uniformes, de acordo com o programa da exploração. De acordo com o programa da exploração, foram efectuados procedimentos gerais de desparasitação, vacinação, prevenção de doenças, corte dos pêlos do pénis e aparo das patas.

Preparação do extensor de sémen

O extensor de sémen Tris-frutose-citrato-gema de ovo (TFCE) utilizado neste estudo continha Tris: 2,4 g, frutose: 1 g, ácido cítrico: 1,4 g, gema de ovo fresca: 20 mL, estreptomicina: 100 mg/mL e penicilina G sódica: 100 µg/mL e água bidestilada até 100 mL. O cinamaldeído foi adquirido da Sigma-Aldrich (St. Louis, MO, EUA). O extensor de sémen foi dividido em quatro alíquotas iguais e as diferentes concentrações de cinamaldeído (Gr I: 0, Gr II: 0,25%, Gr III: 0,50% e Gr IV: 1,00%) foram adicionadas e misturadas cuidadosamente com a utilização de um agitador magnético durante 15 minutos, filtradas e depois colocadas em banho-maria (37 °C). As amostras de sémen foram estendidas lentamente com o uso do extensor TFCE com cinamaldeído (concentração final de 5×10^6 espermatozóides por mL). Assim, esses grupos experimentais tinham diferentes concentrações de cinamaldeído em 5×10^6 espermatozóides (Ariyan *et al.* 2021). O extensor para o grupo de controlo (Gr I) não continha cinamaldeído.

Recolha de sémen

Os ejaculados de sémen foram recolhidos de cada macho duas vezes por semana, entre as 6h00 e as 7h30 da manhã, utilizando um método normalizado de vagina artificial. Foram recolhidos dois ejaculados de cada macho, com um intervalo de uma hora entre eles. Estes ejaculados foram colocados num banho de água (37 °C) imediatamente após a colheita do sémen e testados quanto às características de rotina da qualidade do sémen, tais como o volume, a cor, o pH, a concentração de espermatozóides e a atividade da massa. Os ejaculados com uma ampla gama de pH, padrões de cor estranhos ou uma pequena quantidade foram rejeitados, enquanto os restantes ejaculados foram inspeccionados e processados para investigação futura. Os ejaculados foram testados para parâmetros seminais de rotina e aceites para avaliação depois de cumprirem as normas do Protocolo Padrão Mínimo (PMP), tais como concentração: $>2,5 \times 10^9$ espermatozóides/mL; atividade de massa: $>3+$, motilidade individual: $>70\%$, e anormalidade geral não superior a 10%. Seguindo a metodologia de seleção acima descrita, foram escolhidos 50 de 72 ejaculados (6 patos x 12 ejaculados). Na sequência das avaliações preliminares, dois ejaculados sucessivos do mesmo macho (doravante designados por "amostra", n = 25) foram agrupados e tratados com uma diluição inicial dupla com um extensor de gema de ovo Tris-frutose-citrato específico para caprinos, previamente aquecido (37 °C). Assim, 50 ejaculados escolhidos foram reunidos a partir de 72 colheitas originais para fornecer 25 amostras para a experiência. As amostras parcialmente diluídas foram transportadas para o laboratório num frasco isolado cheio de água quente (37 °C) para processamento posterior. As amostras de esperma diluídas foram retidas em tubos de vidro e arrefecidas de 37 para 5°C a uma taxa de 0,2-0,3°C/min, e depois mantidas a 5°C durante toda a experiência. As características da qualidade do esperma foram testadas após 30 minutos, 12 horas, 24 horas, 48 horas, 60 horas e 72 horas.

Avaliação do sémen

Os parâmetros seminais, nomeadamente a motilidade dos espermatozoides (Perumal *et al.* 2011), a viabilidade e as anomalias morfológicas totais dos espermatozoides através da coloração com Eosina-Nigrosina (Agarwal *et al.* 2016), a integridade acrossomal através da coloração com Giemsa (Selvaraju *et al.* 2008) e a integridade da membrana plasmática através do teste de dilatação hipo-osmótica (Nur *et al.* 2011) e a integridade nuclear através da técnica de coloração de Feulgen (Barth e Oko 1989) foram determinados com procedimentos normalizados.

Ensaios bioquímicos

Uma alíquota de sémen de cada amostra foi centrifugada a 3000 × g durante 15 minutos a 4°C; os pellets de esperma foram separados e lavados por ressuspensão em tampão fosfato salino (PBS) e centrifugados (três vezes). Uma gota de plasma seminal foi examinada num microscópio de alta potência para verificar se não continha espermatozóides. Os espermatozóides foram adicionados a 1 mL de água desionizada após a centrifugação final, congelados e mantidos a -80°C para análise posterior. A concentração de espermatozóides foi avaliada no momento da estimativa e depois rediluída para incluir 150 milhões de células por mL. O MDA e o colesterol total foram medidos nos espermatozóides, enquanto AST, ALT, LDH e TAC foram avaliados no plasma seminal.

O nível de peroxidação lipídica dos espermatozóides foi medido através da determinação da produção de malondialdeído (MDA) usando ácido tiobarbitúrico (TBA) de acordo com o método de Suleiman *et al.* (1996). Os antioxidantes no plasma seminal (mM/L) foram estimados pelo kit de ensaio colorimétrico TAC (709001; Cayman Chemical Co., EUA) de acordo com as directrizes do fabricante. O conteúdo de colesterol nos espermatozóides foi estimado com o uso do kit de ensaio de colesterol (Span Diagnostics Ltd., Índia), e os resultados foram expressos como µg de colesterol/10^8 espermatozóides. As actividades de enzimas intracelulares, como AST, ALT e LDH, foram estimadas no plasma seminal com um kit de ensaio (Span Diagnostics Ltd., Índia).

Análise estatística

Para determinar qualquer possível diferença nos parâmetros experimentais observados em relação ao tratamento e aos períodos de armazenamento líquido (controlo e tratamentos e diferentes horas de armazenamento), foi aplicada uma ANOVA de duas vias utilizando o software de análise estatística (SAS, versão 9.3.1; SAS Institute, Inc., Cary, NC, 2011) e, para comparação múltipla, foi aplicado o teste de intervalo múltiplo de Duncan. Os valores médios foram expressos como média ± SEM. As diferenças foram consideradas significativas se *P<0,05*.

RESULTADOS

O presente estudo revelou que o sémen de cabra Teressa era maioritariamente de cor branca cremosa, com um volume médio de 0,92 ± 0,23 ml, atividade de massa de 3,75 ± 0,05, pH de 6,88 ± 0,04, concentração de 3,74 ± 0,07 $\times 10^9$ espermatozóides por ml, motilidade de 86,16±1,62%, viabilidade de 87,32±0,93%, anomalia total de espermatozóides de 6.26±0,16%, integridade acrossomal de 88,79±1,10%, integridade da membrana plasmática de 87,60±1,36%, integridade nuclear de 86,22±0,67%, TAC de 1,34±0,06 mM/L, MDA de

2.19±0,03 nM/10^8 espermatozóides, colesterol total de 26,99±0,88 μg/10^8 espermatozóides, AST de 43,26±1,35 U/L, ALT de 15,34±0,34 U/L e LDH de 215,94±3,10 U/L. Os resultados revelaram que o sémen tratado com 0,50% de cinamaldeído tinha significativamente (p < 0,05) maior motilidade, viabilidade, membrana plasmática, integridades acrossomal e nuclear e TAC e tinha significativamente (p < 0,05) menores anomalias espermáticas totais, fuga de AST, ALT e LDH, MDA e efluxo de colesterol em comparação com os dos grupos de controlo, 0,25% e 1,00% tratados com cinamaldeído em diferentes horas de armazenamento líquido (Tabela 1 e Tabela 2). Além disso, estes parâmetros de qualidade do sémen e os antioxidantes mostraram uma tendência crescente e a anomalia total do esperma, o MDA, a fuga de enzimas intracelulares e o efluxo de colesterol mostraram uma tendência decrescente do Gr I para o Gr III e depois tendências opostas do Gr III para o Gr IV em diferentes horas de armazenamento líquido. Assim, 0,50% de cinamaldeído foi uma dose óptima ou adequada para a conservação de sémen líquido em sémen de pato Teressa. Além disso, o cinamaldeído a 0,25% e 1,00% foram inferiores em comparação com o tratamento a 0,50% para essas características do sêmen, e houve uma diferença significativa (□ <0,05) entre o cinamaldeído a 0,25% e 1,00% para essas respostas. Foi óbvio a partir dos dados deste experimento que a adição de cinamaldeído especialmente a 0,50% ao diluente de sêmen resultou em melhoria significativa na qualidade do sêmen, atividade antioxidante e redução do efluxo de colesterol, vazamento de enzimas intracelulares e produção de MDA no sêmen caprino armazenado *in vitro* a 5°C por 30 min, 12 h, 24 h, 48 h, 60 h e 72 h.

DISCUSSÃO

A canela tem sido utilizada como especiaria e como medicamento tradicional à base de plantas durante séculos. O principal composto bioativo (cinamaldeído) é extraído da casca de *C. zeylanicum* (Gruenwald *et al.*, 2010; Jayaprakasha e Rao, 2011). *O C. zeylanicum* tem 65,3% de atividade antioxidante e também uma atividade de eliminação de radicais livres muito forte. O cinamaldeído tem efeitos positivos nos índices de qualidade do sémen *in vitro* e na fertilidade em muitas espécies animais como ingrediente dietético (Yuce *et al.* 2012) e como ingrediente no sémen (cabras: Ariyan *et al.* 2021, veados: Sánchez-Rubio *et al.* 2018). Em estudos in vivo, o extrato etanólico da casca de *C. zeylanicum* teve um efeito de melhoria nos pesos dos órgãos reprodutivos (Shah et al. 1998), parâmetros de qualidade do esperma (Shah *et al.* 1998, Hafez 2010, Shalaby e Mouneir 2010) e hormona luteinizante e hormona folículo estimulante, concentrações de testosterona (Modaresi *et al.* 2009, Hemayatkhah Jahromi *et al.* 2011) em animais de laboratório. Do mesmo modo, o consumo de *C. zeylanicum* aumenta significativamente a motilidade dos espermatozóides e a sua concentração em animais de laboratório normais (Shah *et al.* 1998) e diabéticos (Hafez 2010, Shalaby e Mouneir 2010). No presente estudo, a adição de 0,25% e 0,50% de cinamaldeído no extensor de sémen à base de tris melhorou a motilidade dos espermatozóides, a viabilidade, a integridade da membrana, a integridade acrossomal e a integridade nuclear; e de ambas as concentrações de cinamaldeído, 0,50% foi considerada a concentração ideal no extensor de sémen de cabra Teressa. Estes resultados são corroborados com os resultados anteriores relatados em cabras (Ariyan *et al.* 2021) e veados vermelhos (Sánchez-Rubio *et al.* 2018). Os efeitos benéficos do cinamaldeído são atribuídos às suas propriedades antioxidantes (Suryanti *et al.* 2018). Foi interessante observar que 1,00% de cinamaldeído mostra efeitos negativos nos atributos dos espermatozóides. A concentração efetiva de cinamaldeído no extensor de sêmen varia entre as espécies, tipo de extensor de sêmen usado, processamento de sêmen e protocolos de preservação (Ariyan *et al.* 2021, Sánchez-Rubio *et al.* 2018) e, possivelmente, esses são alguns dos fatores que afetaram as concentrações de cinamaldeído e sua resposta durante nosso estudo. Em conjunto, estes resultados sugerem variações de dose-resposta específicas da espécie e, por conseguinte, a dose de cinamaldeído deve ser normalizada antes da sua utilização como aditivo, dependendo da espécie e do extensor de sémen.

No presente estudo, a motilidade dos espermatozóides foi significativamente maior no Gr III em comparação com os grupos de controlo e outros grupos tratados com cinamaldeído. Esta maior motilidade foi correlacionada com uma maior viabilidade, maior integridade do acrossoma, membranas plasmáticas, integridade nuclear e maior atividade metabólica dos espermatozóides. O cinamaldeído elimina os radicais livres e evita o seu ataque à membrana celular do esperma, incluindo as mitocôndrias do esperma, resultando em proteção e função mitocondrial (Davaatseren *et al.* 2017). No entanto, como em estudos anteriores, concentrações mais altas de cinamaldeído (Gr IV) diminuíram substancialmente a motilidade em nosso estudo. Esta redução da motilidade deve-se à diminuição da atividade mitocondrial. Também é possível que, devido a uma redução significativa do estresse oxidativo no Gr III, seja responsável por uma maior motilidade nos espermatozóides (Shi *et al.* 2020). Nas células espermáticas, o cinamaldeído melhorou a capacitação, a reação de acrossoma e a fertilização (Carrera-Chávez *et al.* 2020). O cinamaldeído influencia a motilidade espermática, a viabilidade, a integridade acrossomal, a integridade da membrana plasmática e a integridade nuclear devido às suas propriedades antioxidantes (Suryanti *et al.* 2018), atividades de eliminação de ROS (Davaatseren *et al.* 2017), estimulação de mecanismos de defesa contra o estresse oxidativo, como sistemas de sinalização de tiorredoxina e derivados de eritróides II (fator nuclear) (Abou El-ezz *et al.* 2018), quelação de metais e actividades de eliminação de radicais livres (Jayaprakasha *et al.* 2006, Cao *et al.* 2008, Prasad *et al.* 2009) e regulação positiva da expressão de várias enzimas antioxidantes, incluindo catalases e superóxido dismutase e redução de MDA (Mousa *et al.* 2021). Esses resultados do presente estudo coincidem com a melhor motilidade espermática nessas concentrações e estão de acordo com os de Ariyanet *al.* (2021) e Sánchez-Rubio *et al.* (2018) que mostraram que a motilidade pode ser um indicador candidato para as características do sêmen, onde correlações significativas foram encontradas entre a motilidade e cada uma das anormalidades espermáticas e integridade da membrana. O efeito do cinamaldeído na estrutura e nas funções dos espermatozóides é dependente da concentração; baixas concentrações melhoraram a motilidade dos espermatozóides para a frente, a reação de capacitação/acrossoma e a fertilização in *vitro* (Sundararaman e Edwin 2008), enquanto concentrações elevadas diminuíram estes parâmetros (Shi *et al.* 2020), porque doses excessivas de cinamaldeído desencadeiam efeitos tóxicos nos espermatozóides.

Da mesma forma, o cinamaldeído (0,50%) protegeu a integridade funcional das membranas em comparação com o controlo, tal como relatado de forma semelhante em cabras (Ariyan *et al.* 2021) e veados (Sánchez-Rubio *et al.* 2018). O cinamaldeído protegeu as estruturas membranosas contra a peroxidação lipídica devido às suas propriedades antioxidantes (Suryanti *et al.* 2018), atividades de eliminação de ROS (Davaatseren *et al.* 2017), estimulação dos mecanismos de defesa contra o stress oxidativo, como os sistemas de sinalização da tioredoxina e o fator nuclear II derivado dos eritróides (Abou El-ezz *et al.* 2018), quelação de metais e actividades de eliminação de radicais livres (Jayaprakasha *et al.* 2006, Cao *et al.* 2008, Prasad *et al.* 2009). A elevada integridade da membrana em concentrações mais baixas pode ser atribuída às propriedades antibacterianas e antioxidantes do cinamaldeído (Carrera-Chávez *et al.* 2020). Os resultados do presente estudo foram corroborados com os estudos anteriores, nos quais foi relatado que o cinamaldeído protege a integridade do ADN/nuclear do esperma. Ramos e Wetzel (2001) referiram que a motilidade pode estar relacionada com o estado do ADN das células espermáticas. Curiosamente, verificou-se que o cinamaldeído em concentrações mais elevadas não oferecia qualquer proteção ao ADN do esperma, o que pode dever-se à toxicidade do cinamaldeído em concentrações mais elevadas. Em concentrações mais elevadas, o cinamaldeído provoca um aumento da viscosidade que limita o movimento dos espermatozóides e também exerce efeitos tóxicos. As concentrações mais elevadas perturbam o teor de lípidos e proteínas da membrana plasmática, que são conhecidos por manter a natureza fluida da membrana. As alterações na fluidez da membrana, por sua vez, afectam a sua integridade. Também se sabe que concentrações mais elevadas de antioxidantes afectam as mitocôndrias, afectando as suas capacidades de produção de energia. Isto acaba por conduzir a um declínio da motilidade (Shi *et al.* 2020). Possivelmente, essas são as razões para uma redução nas funções do esperma após a preservação. Durante o estudo, também observámos que a uma concentração mais elevada (1,00%) de cinamaldeído, houve uma redução dramática nos parâmetros de qualidade dos espermatozóides.

As membranas plasmáticas dos espermatozóides de mamíferos são altamente poliinsaturadas, o que as torna susceptíveis aos peróxidos lipídicos que, em última análise, causam a degradação da função espermática devido à diminuição da motilidade, ao aumento dos danos no ADN dos espermatozóides e à diminuição da fertilidade (Perumal *et al.* 2018). Os sistemas antioxidantes do plasma seminal e dos espermatozoides são prejudicados ao longo da fase de processamento do sémen (Xavier *et al.* 2018, Jayaganthan *et al.* 2013, Perumal *et al.* 2018). Devido à diluição do sémen com extensor e ao aumento da formação de moléculas de espécies reativas de oxigénio durante o processo de conservação líquida, a concentração de antioxidantes diminui (Kumar *et al.* 2011). Como um mecanismo de defesa contra a peroxidação lipídica no esperma e no sémen, foram descritos sistemas antioxidantes naturais e artificiais (Shoae e Zamiri 2008). Os antioxidantes exógenos e os antioxidantes endógenos que trabalham em conjunto podem, assim, reduzir os efeitos do stress oxidativo durante a preservação do esperma, ao mesmo tempo que melhoram a qualidade do sémen líquido e criopreservado. De acordo com o presente estudo, o cinamaldeído aumentou a biodisponibilidade de antioxidantes como o TAC, protegendo e aumentando a sua disponibilidade. Ao atuar potencialmente como antioxidante e ao trabalhar em conjunto com outros antioxidantes já utilizados, o cinamaldeído reduz a produção de radicais livres e de ROS (Mousa *et al.* 2021). O cinamaldeído regula positivamente a expressão de várias enzimas antioxidantes, como as catalases e a superóxido dismutase, que, por sua vez, melhoram o perfil antioxidante do esperma. Também reduz o nível de MDA (Mousa *et al.* 2021). Como resultado, no estudo, o sémen de pato tratado com cinamaldeído, o nível de antioxidantes aumentou e o MDA reduziu. De acordo com os resultados do presente estudo, o cinamaldeído aumentou a quantidade de antioxidantes e reduziu a quantidade de radicais livres no sémen de bode Teressa.

A concentração das enzimas do plasma seminal (AST, ALT e LDH) é essencial para o metabolismo e a função do esperma (Perumal *et al.* 2015). Estas enzimas intracelulares no plasma seminal são um indicador fiável da qualidade do esperma devido à sua ligação à integridade da membrana do esperma (Pesch *et al.* 2006). Uma maior quantidade de enzimas intracelulares está presente no fluido extracelular como resultado de danos na membrana do esperma e o simples vazamento de enzimas de espermatozóides danificados (Perumal *et al.* 2015). A ligação entre enzimas intracelulares e motilidade, motilidade progressiva e espermatozóides vivos foi descrita por Pesch *et al.* (2006). A membrana acrossomal, a membrana plasmática, a membrana mitocondrial e os flagelos dos espermatozóides foram todos preservados pelo cinamaldeído no presente estudo. Como resultado, em comparação com o sémen do grupo de controlo não tratado, o sémen tratado com cinamaldeído tinha níveis mais baixos de enzimas intracelulares.

A qualidade do sémen é afetada pelo cinamaldeído de uma forma dependente da dose. Um excesso de antioxidante no extensor de sémen causou uma fluidez da membrana plasmática acima do nível desejado, de acordo com o relatório de Shoae e Zamiri (2008), o que tornou os espermatozóides mais vulneráveis à destruição acrosomal e a danos na membrana plasmática. Além disso, a quantidade de antioxidante fornecida ao extensor precisa ser avaliada, uma vez que altas doses de antioxidante podem prejudicar os espermatozóides devido a mudanças no estado fisiológico do extensor. Maior viscosidade do diluente, maior quantidade de detritos no diluente, menor pressão osmótica do diluente, diminuição da integridade funcional do acrossoma e da membrana plasmática, maior suplementação de antioxidantes que não inibe a produção de ROS e concomitantemente aumenta os danos aos espermatozóides, e um excesso de antioxidantes que perturba o equilíbrio entre radicais livres e antioxidantes são algumas alterações potenciais no estado fisiológico do extensor (Rahal *et al.* 2014, Lv *et al.* 2019). Assim, uma concentração maior do que a ideal ou limiar de aditivos, antioxidantes ou extratos de ervas altera o estado fisiológico do extensor e causa destruição de espermatozóides, efeitos negativos nos parâmetros seminais e infertilidade. Na cabra, a taxa de sobrevivência dos espermatozóides aumenta à medida que a quantidade de antioxidante dada ao extensor aumenta do controlo para o ótimo e depois diminui à medida que o nível de antioxidante aumenta. No entanto, uma dosagem de antioxidante mais elevada do que o necessário revelou-se prejudicial para os espermatozóides (Perumal *et al.* 2015). No presente estudo, os espermatozóides tratados com cinamaldeído (0,25%, 0,50% e 1,00%) mostraram um efeito favorável substancial em comparação com os do grupo de controlo não tratado. No entanto, 0,50% de cinamaldeído no extensor de sémen mostrou um efeito benéfico significativamente maior em comparação com 0,25% e 1,00%; isto implica que 1,00% foi sobredosado e tóxico para os espermatozóides e 0,25% foi uma dose insuficiente em comparação com 0,50%. Assim, 0,50% foi a dose óptima ou adequada para a conservação líquida do sémen de cabra Teressa. A maior qualidade do sémen em espécies animais devido à inclusão de cinamaldeído foi previamente documentada na forma de motilidade e membrana acrossomal intacta (cabra: Ariyan *et al.* 202, veado vermelho: Sánchez-Rubio *et al.* 2018). A maior porcentagem de membrana plasmática intacta e membrana acrossomal de espermatozoides obtida no presente estudo em sêmen tratado com 0,50% de cinamaldeído; portanto, esta amostra de sêmen tratada com cinamaldeído tinha maior motilidade.

É difícil comparar os resultados do presente estudo com os de estudos anteriores devido a diferenças nos protocolos de preservação, formulações de extensores entre laboratórios, tempo de adição/exposição de esperma com cinamaldeído, concentração de cinamaldeído, entre espécies, diferentes métodos de ensaio, espécies experimentais e variação individual dos animais.

CONCLUSÃO

O presente estudo concluiu que a adição de 0,50% de cinamaldeído ao extensor de sémen reduziu o stress físico e oxidativo, aumentou os níveis de antioxidantes, melhorou os parâmetros de qualidade do sémen e diminuiu a fuga de enzimas e a formação de radicais livres no sémen de cabras Teressa. Apesar dos resultados positivos, presume-se que as células de esperma tratadas com cinamaldeído mostrarão um melhor nível de potencial de fertilização em estudos de fertilidade *in-vitro* ou *in-vivo* com uma taxa mais elevada de gravidez no campo. A fim de confirmar os resultados actuais e estabelecer definitivamente os efeitos benéficos da suplementação com cinamaldeído para o armazenamento líquido e a criopreservação do sémen de machos de cabra Teressa no ecossistema insular tropical húmido das ilhas Andaman e Nicobar, é necessária mais investigação sobre o efeito de diferentes dosagens de cinamaldeído no extensor de sémen em ensaios de fertilidade in *vitro* e *in vivo*.

REFERÊNCIAS

Abou El-ezz, D., *et al.* 2018. O trans-cinamaldeído modula o fator Nrf2 do hipocampo e inibe a agregação beta amiloide no modelo de camundongo de neuroinflamação induzida por LPS. *Pesquisa Neuroquímica,* 43: 2333-2342.

Agarwal A, Gupta S e Sharma R. 2016. Procedimento de coloração com Eosina-Nigrosina. In: Agarwal A, Gupta S, Sharma R. (Eds.), Andrological evaluation of male infertility. Springer. https://doi.org/10.1007/978-3-319-26797-5_8

Ariyan, F., *et al.* 2021. Efeitos protectores dos extractos de *Tribulus terrestris* e *Cinnamomum zeylanicum* e da trealose adicionada aos diluentes na congelabilidade do esperma epididimal de cabra. *Cryobiology,* 98: 172-180.

Azab K S, Mostafa A H A, Ali E M M e Abdel-Aziz M A S. 2011. O extrato de canela melhora a lesão celular induzida por radiação ionizante em ratos. *Ecotoxicol Environ Saf,* 74: 2324-2329.

Barth A D e Oko R J. 1989. Preparação do sémen para exame morfológico. In: Morfologia anormal de espermatozóides bovinos. Ames, IA: Iowa State University Press. pp. 8-18.

Cao H, Qin B, Panickar K S e Anderson R A. 2008. Os polifenóis do chá e da canela melhoram a síndrome metabólica. Agroalimentar 19:14-17.

Carrera-Chávez, J. M., *et al.* 2020. Efeito do extrato de sementes de *Moringa oleifera* na atividade antioxidante e nas características espermáticas do sêmen de carneiro criopreservado. *Jornal de Pesquisa Animal Aplicada*, 48(1): 114-120.

Ciftci M, Simsek U G, Yuce A, Yilmaz O e Dalkilic B. 2010. Efeitos da suplementação com antibióticos e óleo de canela na dieta sobre as actividades das enzimas antioxidantes, os níveis de colesterol e as composições de ácidos gordos do soro e da carne em frangos de carne. *Ata Vet Brno,* 79: 33-40.

Davaatseren, M., *et al.* 2017. Estudos sobre a função anti-oxidativa do complexo β-ciclodextrina incluído no trans-cinamaldeído. *Molecules*, 22(12): 1868.

Doyle A A e Stephens J C. 2019. Uma revisão do cinamaldeído e seus derivados como agentes antibacterianos. *Fitoterapia*, 139: 104405.

El-Baroty G S, Abd El-Baky H H, Farag R S e Saleh M A. 2010. Caracterização de compostos antioxidantes e antimicrobianos de óleos essenciais de canela e gengibre. *Afr J Biochem Res*, 4: 167-174.

El-Battawy K A. 2019. Preservação do sémen de cabra a 5°C com ênfase na sua congelabilidade e no impacto da melatonina. *Revista Internacional de Investigação em Ciências Veterinárias* 5(2): 0355-0358.

Gruenwald J, Freder J e Armbruester N. 2010. Cinnamon and health (Canela e saúde). *Crit Rev Food Sci Nutr*, 50: 822-834.

Hafez D A. 2010. Efeito de extractos de gengibre e casca de canela na fertilidade de ratos diabéticos machos. *J Am Sci,* 6: 940-947.

Hemayatkhah Jahromi V, Parivar K e Forozanfar M. 2011. O efeito do extrato de canela no eixo hormonal da espermatogénese da gónada pituitária em ratos. *Irão J Appl Anim Sci,* 1: 99-103.

Hong, S. H., *et al.* 2016. Cinamaldeídos na quimioterapia do cancro. *Pesquisa em Fitoterapia,* 30(5): 754-767.

Jayaganthan P, Perumal P, Balamurugan T C, Verma R P, Singh L P, Pattanaik A K e Kataria M. 2013. Efeitos da suplementação de *Tinospora cordifolia* na qualidade do sémen e no perfil hormonal em carneiros. *Animal Reproduction Science* 140(1-2): 47-53.

Jayaprakasha G K, Ohnishi-Kameyama M, Ono H, Yoshida M e Rao L J. 2006. Constituintes fenólicos nos frutos de *Cinnamomum zeylanicum* e sua atividade antioxidante. *J Agric Food Chem*, 54: 1672-1679.

Jayaprakasha G K e Rao L J M. 2011. Química, biogénese e actividades biológicas de *Cinnamomum zeylanicum*. *Crit Rev Food Sci Nutr*, 51: 547-562.

Jeyakumar S, Sunder J, Yadav S P, De A K, Kundu A, Kundu M S e Sujatha T. 2020. Estimativa da diversidade genética entre a população de cabras Teressa das ilhas A e N utilizando marcadores de microssatélites. *Indian Journal of Animal Research* 54(12): 1465-1469.

Ka H, Park H J, Jung H J, Choi J W, Cho K S, Ha J e Lee K T. 2003. Cinnamaldehyde induces apoptosis by ROS-mediated mitochondrial permeability transition in human promyelocytic leukemia HL-60 cells. *Cancer Lett*, 196: 143-152.

Kim D H, Kim C H, Kim M S, Kim J Y, Jung K J, Chung J H, An W G, Lee J W, Yu B P e Chung H Y. 2007. Supressão da ativação do NF-kappa B inflamatório relacionado com a idade pelo cinamaldeído. *Biogerontologia*, 8: 545-554.

Kim S H e Choung S Y. 2010. Ação anti-hiperglicémica e anti-hiperlipidémica do extrato de *Cinnamomi Cassiae* (casca de canela) em ratos C57BL/Ks db/db. *Arch Pharm Res*, 33: 325-333.

Kumar R, Jagan Mohanarao G, Arvind A e Atreja S K. 2011. Genotoxicidade induzida por congelamento e descongelamento em espermatozóides de búfalo (*Bubalus bubalis*) em relação ao estado antioxidante total. *Relatórios de Biologia Molecular* 38(3): 1499-1506.

Lopez P, Sanchez C, Batlle R e Nerin C. 2007. Actividades em fase de vapor de óleos essenciais de canela, tomilho e orégãos e constituintes-chave contra microrganismos de origem alimentar. *J Agric Food Chem*, 55: 4348-4356.

Lv C, Larbi A, Wu G, Hong Q e Quan G. 2019. Melhorar a qualidade do sémen de cabra criopreservado com um extensor de touro comercial suplementado com resveratrol. *Ciência da Reprodução Animal* 208: 106-127.

Modaresi M, Messripour M e Rajaei R. 2009. O efeito do extrato de canela (casca) na fisiologia reprodutiva masculina em ratos. *Armaghan Danesh* 14: 67-77.

Mousa, A. A., *et al*. 2021. O trans-cinamaldeído dietético melhora a resposta ao stress oxidativo do peixe-gato do canal (*Ictalurus punctatus*) após a infeção por Edwardsiella ictaluri. *Aquaculture,* 532: 735985.

Nur Z, Seven-Cakmak S, Ustuner B, Cakmak I, Erturk M, Abramson C I, Sağirkaya H e Soylu M K. 2011. O uso do teste de inchaço hipo-osmótico, teste de água e coloração supravital na avaliação do esperma de zangão. *Apidologie* 43(1): 31-38.

Perumal P, Chamuah J K, Nahak A K e Rajkhowa C. 2015. Efeito da melatonina no armazenamento líquido (5°C) do sémen com estudo retrospetivo da taxa de parto em diferentes estações do ano em Mithun (*Bos frontalis*). *Asian Pacific Journal of Reproduction* 4(1): 1-12.

Perumal P, Chang S, Baruah K K e Srivastava N. 2018. A administração de melatonina exógena de liberação lenta modula, perfis de estresse oxidativo e capacidade de fertilização *in vitro* dos espermatozóides de mithun criopreservados. *Theriogenology* 120: 79-90.

Perumal P, Selvaraju S, Selvakumar S, Barik A K, Mohanty D N, Das S, Das R K e Mishra P C. 2011. Effect of pre-freeze addition of cysteine hydrochloride and reduced glutathione in semen of crossbred Jersey bulls on sperm parameters and conception rates. *Reprodução em animais domésticos* 46(4): 636-641.

Pesch S, Bergmann M e Bostedt H. 2006. Determinação de algumas enzimas e macro e microelementos no plasma seminal de garanhões e suas correlações com a qualidade do sémen. *Theriogenology* 66(2): 307-313.

Prasad K N, Yang B, Dong X, Jiang G, Zhang H, Xie H e Jiang Y. 2009. Conteúdo de flavonóides e actividades antioxidantes de espécies de Cinnamomum. *Innov Food Sci Emerg Tech*, 10: 627-632.

Premanathan M, Rajendran S, Ramanathan T, Kathiresan K, Nakashima H e Yamamoto N. 2000. A survey of some Indian medicinal plants for anti-human immunodeficiency virus (HIV) activity. *Indian J Med Res*, 112: 73-77.

Rahal A, Kumar A, Singh V, Yadav B, Tiwari R, Chakraborty S e Dhama K. 2014. Stress oxidativo, prooxidantes e antioxidantes: a interação. *BioMed Research International* 2014: 761264. doi: 10.1155/2014/761264

Ramos L e Wetzels A M. 2001. Baixas taxas de fragmentação de ADN em espermatozóides humanos móveis seleccionados, avaliadas pelo ensaio de tunel. *Human Reproduction Journal,* 16: 1703-1707.

Sánchez-Rubio, F., *et al.* 2018. Cinnamtannin B-1, um novo antioxidante para espermatozóides em veados vermelhos. *Ciência da Reprodução Animal,* 195: 44-52.

Schoene N W, Kelly M A, Polansky M M e Anderson R A. 2005. Os polifenóis poliméricos solúveis em água da canela inibem a proliferação e alteram os padrões de distribuição do ciclo celular das linhas de células tumorais hematológicas. *Cancer Lett,* 230: 134-140.

Selvaraju S, Ravindra J P, Ghosh J, Gupta P S P e Suresh K P. 2008. Evaluation of sperm functional attributes in relation to in vitro sperm-zona pellucida binding ability and cleavage rate in assessing frozen thawed buffalo (*Bubalus bubalis*) semen quality. *Animal Reproduction Science* 106: 311-321.

Shah A H, Al-Shareef A H, Ageel A M e Qureshi S. 1998. Estudos de toxicidade em ratos de especiarias comuns, casca de *Cinnamomum zeylanicum* e frutos de *Piper longum. Plant Foods Hum Nutr,* 52: 231-239.

Shalaby M A e Mouneir S M. 2010. Efeito das raízes de *Zingiber officinale* e da casca de *Cinnamon zeylanicum* na fertilidade de ratos diabéticos machos. *Global Veterinaria,* 5: 341-347.

Shi, L., *et al.* 2020. Efeitos da glutationa reduzida nos parâmetros do esperma de carneiro, status antioxidante, atividade mitocondrial e a abundância de transportadores de hexose durante o armazenamento líquido a 5 °C. *Pesquisa de pequenos ruminantes,* 189: 106-139.

Shoae A e Zamiri M J. 2008. Effect of butylated hydroxytoluene on bull spermatozoa frozen in egg yolk-citrate extender. *Animal Reproduction Science* 104(2-4): 414-418.

Suleiman S A, Ali M E, Zaki Z M S, el-Malik E M e Nasr M A. 1996. Peroxidação lipídica e motilidade dos espermatozóides humanos: papel protetor da vitamina E. *Journal of Andrology* 17(5): 530-537.

Suryanti, V., *et al.* 2018. Atividades antioxidantes de derivados de cinamaldeído. Série de conferências IOP: Ciência e Engenharia de Materiais, Publicação IOP.

Uysal O, Bucak M N, Yavas I, Varish O e Safa Gurcan I. 2005. Avaliação do esperma de carneiro congelado com várias concentrações de taurina. *Indian Veterinary Journal* 82(10): 1059-61.

Velluti A, Sanchis V, Ramos AJ, Turon C e Marin S. 2004. Impacto dos óleos essenciais na taxa de crescimento, produção de zearalenona e desoxinivalenol por *Fusarium graminearum* em diferentes condições de temperatura e atividade da água em grãos de milho. *J Appl Microbiol*, 96: 716-724.

Xavier A R, Deepanchakravarthi D e Balraj M. 2018. Estudo antioxidante *in vitro* de extratos de *Tinospora cordifolia* (Willd.) hook & Thoms. *Jornal Internacional de Pesquisa Farmacêutica e Farmacêutica (Humano)* 12: 115-121.

Xia, T., *et al.* 2019. O trans-cinamaldeído inibe a inflamação estimulada por IL-1β em condrócitos, suprimindo as vias NF-κB e p38-JNK e exerce efeitos protetores de condrócitos em um modelo de rato de osteoartrite. *Pesquisa Biomédica Internacional,* 2019.

Yüce A, Türk G, Çeribaşi S, Sönmez M, Çiftçi M e Güvenç M. 2013. Efeitos do óleo de casca de canela (*Cinnamomum zeylanicum*) nos valores antioxidantes testiculares, células germinativas apoptóticas e qualidade do esperma. *Andrologia*, 45: 248-255.

Zhu, R., *et al.* 2017. Cinamaldeído na diabetes: Uma revisão da farmacologia, farmacocinética e segurança. *Pesquisa Farmacológica*, 122: 78-89.

Table 1. Comparison of quality parameters of liquid stored Teressa goat spermatozoa following preservation with Cinnamaldehyde (0, 0.25%, 0.50% and 1.00%) (Mean ± SEM)

Total Motility

	30 min	12 h	24 h	48 h	60 h	72 h
Gr 1	87.73±0.75[aA]	71.83±0.65[aB]	62.35±0.79[aC]	53.24±0.76[aD]	44.81±0.72[aE]	39.42±0.65[aF]
Gr 2	87.73±0.75[aA]	78.23±0.77[bB]	70.96±0.65[bC]	62.85±0.69[bD]	53.59±0.76[bE]	48.12±0.59[bF]
Gr 3	87.73±0.75[aA]	83.14±0.82[cAB]	79.24±0.86[cBC]	75.68±0.76[cC]	69.92±0.82[cD]	59.36±0.78[cE]
Gr 4	87.73±0.75[aA]	73.66±0.76[aB]	64.82±0.85[aC]	55.26±0.68[aD]	46.58±0.74[aE]	41.65±0.68[aF]

Viability

	30 min	12 h	24 h	48 h	60 h	72 h
Gr 1	87.47±0.81[aA]	73.75±0.86[aB]	63.66±0.75[aC]	54.71±0.56[aD]	45.61±0.67[aE]	40.71±0.54[aF]
Gr 2	87.47±0.81[aA]	81.55±0.75[bB]	73.64±0.78[bC]	64.66±0.67[cD]	55.45±0.71[bE]	49.33±0.61[cF]
Gr 3	87.47±0.81[aA]	87.92±0.65[cA]	81.23±0.66[cB]	78.77±0.78[dC]	71.83±0.63[cD]	60.53±0.48[dE]
Gr 4	87.47±0.81[aA]	75.87±0.71[aB]	66.93±0.87[aC]	57.82±0.75[bD]	47.15±0.58[aE]	43.47±0.57[bF]

Total Sperm Abnormality

	30 min	12 h	24 h	48 h	60 h	72 h
Gr 1	6.87±0.28[aA]	9.72±0.32[bB]	12.94±0.45[bC]	14.49±0.38[dD]	15.94±0.34[cE]	17.50±0.28[cF]
Gr 2	6.87±0.28[aA]	8.61±0.28[abB]	9.50±0.35[aB]	12.27±0.45[bC]	13.72±0.45[bD]	14.83±0.34[bD]
Gr 3	6.87±0.28[aA]	7.65±0.34[aB]	8.51±0.24[aC]	9.50±0.38[aC]	10.94±0.32[aD]	11.64±0.32[aD]
Gr 4	6.87±0.28[aA]	9.83±0.23[bB]	11.94±0.36[bC]	13.49±0.34[cD]	14.82±0.24[cE]	15.56±0.31[bE]

Acrosomal Integrity

	30 min	12 h	24 h	48 h	60 h	72 h
Gr 1	86.63±0.76[aA]	73.53±0.77[aB]	65.67±0.65[aC]	54.41±0.57[aD]	47.23±0.52[aE]	42.45±0.56[aF]
Gr 2	86.63±0.76[aA]	81.42±0.56[bB]	74.85±0.59[bC]	64.53±0.52[bD]	56.36±0.46[bE]	49.54±0.62[bF]
Gr 3	86.63±0.76[aA]	87.64±0.67[cA]	81.32±0.72[cB]	77.22±0.61[cC]	71.30±0.57[cD]	56.26±0.52[cE]
Gr 4	86.63±0.76[aA]	75.58±0.72[aB]	66.45±0.61[aC]	56.12±0.45[aD]	49.84±0.64[aE]	44.61±0.37[aF]

Plasma membrane Integrity

	30 min	12 h	24 h	48 h	60 h	72 h
Gr 1	88.44±0.67[aA]	74.52±0.72[aB]	65.52±0.67[aC]	55.23±0.56[aD]	48.35±0.66[aE]	43.24±0.72[aF]
Gr 2	88.44±0.67[aA]	82.61±0.59[bB]	74.36±0.65[bC]	65.62±0.62[bD]	57.43±0.72[cE]	52.52±0.67[cF]
Gr 3	88.44±0.67[aA]	88.84±0.77[cA]	82.43±0.70[cB]	78.36±0.68[cC]	72.44±0.67[dD]	56.96±0.54[dE]
Gr 4	88.44±0.67[aA]	76.72±0.66[aB]	67.65±0.61[aC]	58.51±0.56[aD]	50.24±0.62[bE]	46.83±0.57[bF]

Nuclear Integrity

	30 min	12 h	24 h	48 h	60 h	72 h
Gr 1	86.35±0.82[aA]	75.13±0.71[aB]	69.33±0.68[aC]	58.56±0.67[aD]	51.43±0.66[aE]	44.23±0.57[aF]
Gr 2	86.35±0.82[aA]	83.65±0.67[bB]	76.92±0.65[bC]	67.64±0.75[bD]	60.50±0.71[bE]	53.72±0.65[bF]
Gr 3	86.35±0.82[aA]	87.23±0.76[cA]	85.67±0.73[cB]	80.73±0.69[cC]	76.96±0.72[cD]	61.64±0.54[cE]
Gr 4	86.35±0.82[aA]	77.43±0.72[aB]	70.32±0.78[aC]	59.64±0.72[aD]	51.73±0.67[aE]	45.35±0.66[aF]

Means bearing different superscripts within rows (A, B, C, D, E and F) and columns (a, b, c and d) differ significantly ($P < 0.05$), n = 25. Gr 1: Control (0%), Gr 2: 0.25%, Gr 3: 0.50% and Gr 4: 1.00%.

Table 2. Comparison of biochemical attributes of liquid stored Teressa goat semen following preservation with Cinnamaldehyde (0, 0.25%, 0.50% and 1.00%) (Mean ± SE)

	30 min	12 h	24 h	48 h	60 h	72 h
Total Cholesterol (μg/10^8 sperm)						
Gr 1	28.74±0.34[aA]	21.42±0.35[aB]	17.36±0.34[aC]	14.42±0.28[aD]	11.93±0.37[aE]	8.54±0.34[aF]
Gr 2	28.74±0.34[aA]	24.62±0.46[cB]	20.42±0.42[bC]	15.95±0.34[aD]	12.24±0.32[aE]	9.33±0.37[aF]
Gr 3	28.74±0.34[aA]	26.93±0.48[cB]	23.83±0.33[cC]	19.23±0.42[bD]	16.53±0.36[bE]	13.45±0.42[bF]
Gr 4	28.74±0.34[aA]	23.32±0.36[abB]	21.46±0.45[bcB]	15.62±0.40[aC]	11.33±0.43[aD]	10.37±0.32[aD]
Total antioxidant capacity (mM/L)						
Gr 1	2.62±0.05[aA]	1.82±0.04[aB]	1.61±0.05[aBC]	1.50±0.04[aCD]	1.43±0.04[aDE]	1.38±0.04[aE]
Gr 2	2.62±0.05[aA]	1.89±0.05[aB]	1.72±0.06[abBC]	1.61±0.05[abCD]	1.55±0.05[abDE]	1.49±0.03[abE]
Gr 3	2.62±0.05[aA]	2.16±0.04[bB]	1.82±0.04[bC]	1.75±0.04[bCD]	1.61±0.04[bDE]	1.53±0.05[bE]
Gr 4	2.62±0.05[aA]	1.83±0.06[aB]	1.70±0.03[abBC]	1.51±0.05[aCD]	1.49±0.05[aDE]	1.34±0.04[aE]
Malondialdehyde (nM/10^8 sperm)						
Gr 1	3.38±0.05[aA]	3.72±0.04[bB]	4.38±0.05[cC]	4.83±0.05[cD]	5.46±0.04[cE]	5.94±0.05[cF]
Gr 2	3.38±0.05[aA]	3.46±0.05[abB]	3.94±0.04[bC]	4.34±0.04[bD]	4.72±0.05[bE]	5.52±0.04[bF]
Gr 3	3.38±0.05[aA]	3.27±0.03[aB]	3.42±0.05[aC]	3.94±0.05[aD]	4.32±0.04[aE]	4.55±0.06[aE]
Gr 4	3.38±0.05[aA]	3.46±0.04[abB]	3.94±0.04[bC]	4.35±0.03[bD]	4.83±0.05[bE]	4.85±0.03[bF]
Aspartate amino transferase (U/L)						
Gr 1	45.74±0.56[aA]	70.35±0.63[cB]	85.29±0.67[dC]	94.23±0.57[dD]	103.52±0.68[dE]	114.61±1.17[dF]
Gr 2	45.74±0.56[aA]	65.24±0.61[bB]	77.32±0.62[bC]	82.86±0.59[bD]	86.36±0.72[bE]	92.55±0.78[bF]
Gr 3	45.74±0.56[aA]	60.42±0.57[aB]	72.13±0.58[aC]	75.26±0.78[aD]	79.44±0.69[aE]	82.74±0.71[aF]
Gr 4	45.74±0.56[aA]	69.54±0.62[cB]	82.74±0.68[cC]	88.67±0.67[cD]	92.55±0.65[cE]	99.23±0.76[cF]
Alanine amino transferase (U/L)						
Gr 1	17.83±0.42[aA]	24.51±0.34[dB]	27.63±0.37[dC]	31.82±0.45[dD]	38.43±0.41[cE]	44.52±0.48[dF]
Gr 2	17.83±0.42[aA]	22.75±0.30[bB]	24.45±0.35[bC]	26.33±0.35[bD]	30.80±0.34[bE]	33.44±0.37[bF]
Gr 3	17.83±0.42[aA]	19.47±0.41[aB]	20.42±0.36[aC]	21.65±0.42[aD]	24.18±0.43[aE]	29.32±0.36[aE]
Gr 4	17.83±0.42[aA]	23.65±0.48[cB]	25.34±0.48[cC]	28.24±0.46[cD]	31.56±0.35[bE]	35.73±0.39[cF]
Lactate dehydrogenase (U/L)						
Gr 1	235.45±4.12[aA]	301.71±4.24[cB]	331.34±4.55[dC]	372.82±5.37[cD]	413.44±5.65[cE]	457.74±5.75[dF]
Gr 2	235.45±4.12[aA]	292.34±5.73[bB]	313.88±4.78[bC]	352.76±5.85[bD]	390.73±4.87[bE]	412.34±4.67[bF]
Gr 3	235.45±4.12[aA]	270.24±5.65[aB]	292.75±4.66[aC]	321.24±5.75[aD]	337.52±5.34[aE]	392.23±4.69[aF]
Gr 4	235.45±4.12[aA]	292.44±6.35[bB]	317.85±5.52[cC]	367.12±5.86[cD]	402.76±5.83[cE]	431.65±5.78[cF]

Means bearing different superscripts within rows (A, B, C, D, E and F) and columns (a, b, c and d) differ significantly ($P < 0.05$), n = 25. Gr 1: Control (0%), Gr 2: 0.25%, Gr 3: 0.50% and Gr 4: 1.00%.

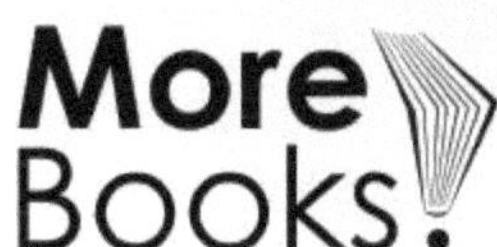

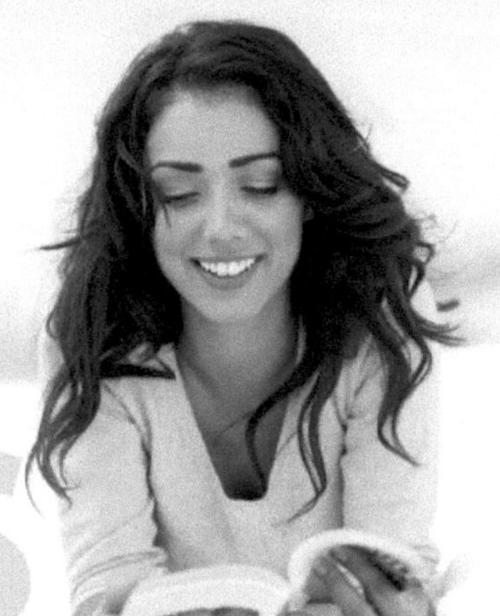

yes
I want morebooks!

Buy your books fast and straightforward online - at one of world's fastest growing online book stores! Environmentally sound due to Print-on-Demand technologies.

Buy your books online at
www.morebooks.shop

Compre os seus livros mais rápido e diretamente na internet, em uma das livrarias on-line com o maior crescimento no mundo! Produção que protege o meio ambiente através das tecnologias de impressão sob demanda.

Compre os seus livros on-line em
www.morebooks.shop

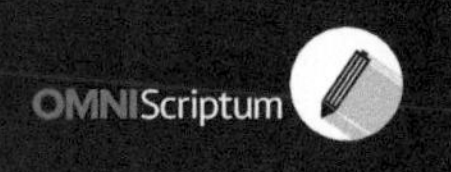

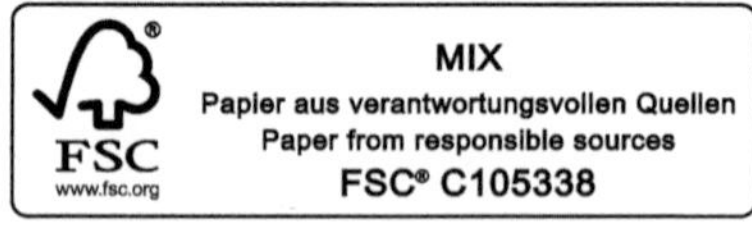

Printed by Books on Demand GmbH, Norderstedt / Germany